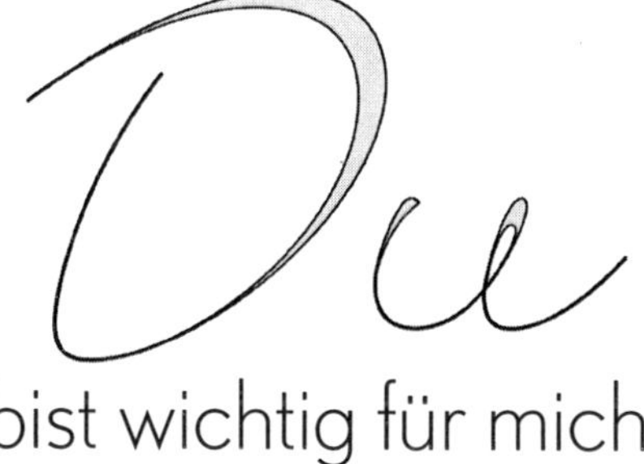

Du bist wichtig für mich

Über den Wert des Lebens in der Gebärmutter

Gisèle Steffen
gsteffen@euro-culture.de

Dieses Buch erschien 2022 in Französisch unter dem Titel „Hymne à la vie“ im Editions des Béatitudes Verlag.

Text: Gisèle Steffen
gsteffen@euro-culture.de • www.hebamme.euro-culture.eu

Covergestaltung: Verlagshaus Schlosser
Umschlagabbildung: AdobeStock
Satz und Layout: Verlagshaus Schlosser
ISBN 978-3-96200-732-4
Druck: Verlagsgruppe Verlagshaus Schlosser
D-85652 Pliening • www.schlosser-verlagshaus.de

Printed in Germany

Mama für einen Tag, Mama für immer!

Mit dir, mein Kind,

kleines Menschenkind,

wurde ich Mutter.

Über den Tod hinaus

verbindet uns die Liebe.

Ich bin auf dem Quai geblieben,

du bist aufs weite Meer hinausgefahren

und setzt deine Reise fort.

Du hast mich angelächelt,

winkend hast du zu mir gesagt:

Auf Wiedersehen, Mama.

Bis bald!

Inhaltsverzeichnis

Vorwort:

„Du bist wichtig für mich“ (Französischer Titel: „Hymne à la vie“)

Die Wahl eines solchen Titels ist gewagt, wenn es darum geht, von Embryonen, von Föten, von bei der Geburt verstorbenen Säuglingen zu sprechen!

Beim Lesen dieses Werkes stechen Sanftheit und Stärke, Präsenz und Professionalität hervor.

Frau Steffen scheut es nicht, einfach und ehrlich ihre Praxis mit uns zu teilen. Sie lässt uns in die Erfahrungswelten von Paaren, Frauen, Pflegekräften angesichts des Todes kleiner Kinder eintreten.

Sanft, respektvoll, feinfühlig und ehrlich erzählt sie die Geschichten aus ihrer Praxis und teilt mit uns ihre daraus gewonnenen Erkenntnisse und Fragen. Sie zeigt Respekt für die Überzeugungen und Wünsche ihrer Klienten und der Paare.

Es ist auch eine gute Nachricht für uns, die wir diese Zeilen lesen und dieses starke, tiefe, schöne, vollends menschliche und christliche Buch entdecken. Wir erhalten die Gewissheit, dass auch wir wertvoll sind in den Augen derer, die uns lieben, in den Augen des Einen, der uns unendlich liebt. So können wir den Menschen, welche ein solches Schicksal erfahren haben, nahe sein.

Florence d'Assier de Boisredon, Psychologue und Psychanalyste

Einführung

Dieses Buch richtet sich an alle Frauen, die mal kurz oder länger schwanger waren. Einige Tage oder mehrere Monate lang haben sie in ihrem Körper ein oder mehrere Babys getragen, die sich sehr früh oder etwas später während der Schwangerschaft den Kindern angeschlossen haben, die auf der regenbogenfarbenen Himmelswiese tanzen.

Einige Mütter und Väter nahmen sich die Zeit, diese Kinder in ihr Herz zu schließen und ihnen einen Platz in der Familie zu geben; andere versuchten, diesen kurzen Besuch schnell zu vergessen, um ihr Leben so frei wie möglich fortzusetzen. Auf der Suche nach Glück sind die Wege sehr unterschiedlich, je nach Philosophie, Religion und Vision eines erfolgreichen Lebens.

In beiden Fällen kann der Atem des Lebens, der am Anfang jeder Schöpfung so kraftvoll ist, nicht vorbeiziehen, ohne Spuren zu hinterlassen.

In diesem Buch wollen wir auf die Suche nach diesen Spuren gehen.

Die Erzählungen sind real erlebte Geschichten. Aus Respekt vor den betroffenen Personen wurden manche Namen und Orte geändert.

Ich bin Hebamme. Meine Aufgabe ist es, eine Frau/ein Paar vom Beginn der Schwangerschaft an bis zur Geburt des Kindes und in den Wochen nach der Geburt zu begleiten. Meine Hauptaufgabe ist es, schwangeren Frauen zu helfen, sich ihrer eigenen Ressourcen und ihres angeborenen Wissens bewusst zu werden. Ich unterstütze sie in all ihren Fragen, ich teile mein Wissen mit ihnen und wir suchen gemeinsam nach Antworten.

Es ist ein Zufall, dass ich Frauen und Paare in sehr unterschiedlichen, manchmal dramatischen Situationen begleitet habe, die über die übliche Hebammenfunktion hinausgehen.

Meine Erfahrung als Mutter von vier Kindern, darunter ein autistisches Kind, meine Zusatzausbildung in Sophrologie[1], Mediation, gewaltfreier Kommunikation sowie meine jahrelange Supervision und Therapie mit Hilfe von Rollenspieltechniken, Familienaufstellung, Festhaltetherapie und Bibliodrama haben mir bei dieser Arbeit geholfen. Unter den Seminaren, die ich besucht habe, war die Seelsorgeschule namens Bethasda mit Simone Pacot[2] eine große Bereicherung, die ich oft mit meinen Kunden teile.

Einige dieser Babys, über die ich spreche, sind dahingeflogen, bevor sie auf dem Ultraschallbildschirm überhaupt die Größe eines Weizenkorns erreicht haben.

Ist es für Mütter möglich zu sehen, was der Ultraschall nicht zeigen kann? Ist es möglich, dass sie über den Bildschirm hinausblicken können? Ich habe den Müttern geholfen, die Augen zu schließen und zur Ruhe zu kommen... Wie der kleine Prinz von St Exupéry habe ich ihnen gesagt: „Das Wesentliche ist für die Augen unsichtbar. In der Welt der Sternenkinder sehen wir besser mit dem Herzen". Und diese Mütter haben die Augen geschlossen und haben das Kind zu sich kommen lassen; Geheimnis der mütterlichen Bindung.

In diesem Buch habe ich versucht die Worte, mit denen sie über ihre Begegnung mit ihrem Baby-Vögelchen, Engel oder

---

1 Die Sophrologie ist der Autohypnose nahe. Sie wird in der Schweiz, Frankreich und Belgien unterrichtet. Abrezol, Raymond[1]

2 Simone Pacot war eine christliche Anwältin und starb 2017. Sie schrieb unter anderem „die Evangelisierung der Tiefen"[14], „Steh auf und lebe"[15]. Sie war Mitbegründerin des Vereins Bethasda, der Seminare zur inneren Heilung anbietet. Ihre Bücher bieten eine Zusammenfassung der von der Bibel vorgeschlagenen „Gesetze des Lebens" an. Simone hat sich mit einem Team von Psychologen umgeben. Im Lichte der modernen Psychologie spricht sie von wesentlichen Themen, die jeden Menschen betreffen, unter anderem auch von der Akzeptanz des Menschseins.

Schmetterling sprachen, so getreu wie möglich wiederzugeben.

Selbst dann, wenn es sich um das gleiche Thema handelt, ist jede neue Erzählung einzigartig und hat nicht unbedingt eine direkte Verbindung zu der vorigen. Dieses Buch kann deswegen nicht wie ein Roman gelesen werden. Manche Erzählungen ähneln einem Märchen oder einem Gleichnis: Ich wünsche mir, dass der Leser /die Leserin nach jeder Lektüre eine Pause einlegt und die Botschaft von Leben und Liebe, die jeder Text vermittelt, auf sich wirken lässt.

Wenn mein Verstand und mein Herz bereit waren, die Geschichten meiner Klientinnen zu empfangen, dann auch zum Teil, weil sie meine eigene Geschichte widerspiegelten. Deshalb sind in dieses Manuskript einige Anekdoten aus meiner eigenen Biographie eingeflossen.

Im zweiten Kapitel wird das Thema Abtreibung erwähnt, das oft ein Tabu ist. Ohne zu moralisieren gehe ich das Thema als Frau, Hebamme und Christin an. So wie bei den anderen Kapiteln möchte ich dabei mit den Leser*innen einen „Hymnus an das Leben“ teilen.

Kapitel 1

Du bist wichtig für mich

Über den Wert des Lebens in der Gebärmutter

„Du bist wichtig für mich.“

Dieses ist ein biblisches Wort (Jesaja, 43,4). Gott sagt zu jedem und jeder von uns: „Du bist wichtig für mich.“

Es kann auch das Wort einer Mutter sein, die ihrem Baby im Innersten ihres Herzens zuflüstert:

„Kleines Weizenkorn,
drei Monate alter Fötus oder Neugeborenes,
vergessener Embryo oder Wunschkind,
du bist wichtig für mich!“

I. „Wenn auch kleiner als ein Weizenkorn, existiert das Kind bereits für seine Mutter".

Die in diesem Kapitel erzählten Geschichten sind meist Auszüge aus Sitzungen unter Tiefenentspannung.

1. Marie nimmt ein Kind wahr, das sie vergessen hatte!

Mit Marie machte ich zum ersten Mal die folgende Entdeckung: Jedes Kind hinterlässt auf Dauer Spuren, auch wenn wir mit unserem Bewusstsein nichts von ihm wissen.

Marie ist 38 Jahre alt, sie ist Mutter von drei Kindern, sie lebt zwei Kilometer von meinem Haus entfernt. Ich begleitete sie als Hebamme bei der Geburt ihrer beiden jüngsten Kinder. Ihr Mann und sie waren kurz vor der Geburt des zweiten Kindes in unsere kleine Stadt gezogen, wo ihr Mann eine Arbeit gefunden hatte. Dabei hatte Marie schweren Herzens ihre Stelle als Journalistin für eine große Tageszeitung aufgeben müssen. Dennoch passte diese erzwungene Berufspause zeitlich gut zur familiären Situation, und sie freute sich, mehr Zeit mit ihren beiden Kindern verbringen zu können.

Die Pause dauert fünf Jahre. Als der zweite Junge in den Kindergarten kommt, kehrt sie gerne zu einer beruflichen Tätigkeit zurück. Da sie in der Region keinen festen Arbeitsplatz findet, macht sie sich selbständig. Nach vielen vergeblichen Bewerbungen hat sie endlich einen festen Vertrag bei einer Zeitschrift unterschrieben, als sie entdeckt, dass sie schwanger ist. Es war nicht geplant, und es ist ein Schock für sie! Sie erinnert sich an ihre Kindheit. Nach der Geburt des vierten Kindes war ihre Mutter überfordert. Marie hatte als Älteste unter dieser Situation sehr gelitten und befürchtet nun, dass sich die Situation wiederholt. Als sie drei Wochen später eine spontane Fehlgeburt durchmacht, ist sie erleichtert.

In dieser Verfassung treffe ich sie ein paar Wochen später vor einem Einkaufzentrum an. Sie sieht traurig aus. Sie erzählt mir, wie erleichtert sie ist, dass das Kind spontan abgegangen ist. Weil ich spüre, dass etwas nicht stimmt, sage ich zu ihr: „Du bist vielleicht erleichtert, aber du siehst nicht glücklich aus". Ich biete ihr ein Gespräch an, um eine Bilanz der Situation zu ziehen und um ihr zu helfen, sich von diesem Kleinen zu verabschieden.

Marie fühlt sich schuldig, weil sie dieses Kind nicht angenommen hat und weil sie sich wünschte, dass es abgeht. Sie kann sich nicht vorstellen, dass man um ein unerwünschtes Kind trauern kann, das abging, bevor man überhaupt eine Beziehung anfangen konnte. In ihrem Herzen bleibt ein Zweifel, den sie nicht loskriegt und der sie quält: „Ist das Kind gegangen, weil ich es nicht wollte?"

Mütter, die Fehlgeburten haben, bringen diese Sorge oft zu mir. Nach meiner Erfahrung haben die Mütter meistens unnötig ein schlechtes Gewissen: Die Kinder haben ihr eigenes Schicksal, unabhängig von den Gedanken ihrer Mütter.

Marie war unglücklich, schwanger zu sein, was verständlich war, aber sie wollte dem Kind nichts Böses. Ich wünsche ihr daher, dass sie so schnell wie möglich wieder inneren Frieden findet.

Auf mein Drängen hin nimmt sie meine Hilfe an und wir vereinbaren einen Termin.

Die Sitzung findet eine Woche später bei mir statt.

Ich leite sie mit einer kurzen Entspannung ein und gebe Marie den Hinweis, Bilder der Frühschwangerschaft wieder hochkommen zu lassen. Im Liegen und mit geschlossenen Augen lässt sich Marie schnell darauf ein; sie erinnert sich an die missglückte Verhütung und an den Schock, als sie erfährt, dass sie schwanger ist; dann erinnert sie sich an die Blutungen und Schmerzen bei der Fehlgeburt. Diese mentale Rückschau erlaubt es ihr, die dramatische Situation und ihre damit verbundenen Gefühle wahrzunehmen, was zur Heilung des Traumas beitragen soll.

Nach einer Pause geht die mentale Reise weiter und ich ermutige sie, einen Ort zu suchen, eine Art geschützte Insel, wo sie in Ruhe ihrem Sternenkind begegnen kann. Zu ihrem Erstaunen sieht sie sich mit einem reifen Neugeborenen. Das Baby liegt ruhig auf ihrer Brust. Sie sagt laut: „Oh, mein Baby, ich habe dich jetzt gespürt!"; dann schweigt sie, sehr berührt; sie fühlt sich wie in einen Strom von Liebe gehüllt. Sie wendet sich an das Kind und sagt: „Es war kurz, aber es tat so gut! Als du in meiner Gebärmutter warst, war ich wegen dieser ungewollten Schwangerschaft so im Stress, dass ich dich nicht wahrnehmen konnte. Es ist, als hätte mich eine sehr dicke Wand von dir getrennt. Heute ist diese Mauer verschwunden, und für eine kurze Zeit konnte ich dich spüren."

Ich ermutige Marie, eine Pause einzulegen, um diesen Augenblick zu genießen und sich des mütterlichen Gefühls bewusst zu werden, das sie gerade für ihr Kind empfindet. Sie sagt mir, das Baby sei ein Junge und es sei ganz süß. Nach einer Weile kann sie ihr Baby in Frieden loslassen. Weiche Tränen der Liebe und Traurigkeit fließen über ihre Wangen. Sie nimmt wahr, wie viel ihr dieses Wesen bedeutet und wie schmerzhaft es ist, es gehen zu lassen. Frei von Schuldgefühlen kann sie ihrer Traurigkeit einen Raum geben.

Marie ist von dieser inneren Reise bewegt, auf der sie sich ihrem Baby so konkret nähern konnte.

Die folgende Reise am selben Tag sollte aber noch mehr Überraschungen bringen:

Wir sind noch in derselben Sitzung, als folgendes geschieht: Marie liegt weiter auf dem Sofa, ihre Augen sind geschlossen. Sie hat sich gerade von ihrem Sternenbaby verabschiedet, das sie vor etwa einem Monat, in der 7. Schwangerschaftswoche, „verloren" hat.

Kurz, bevor ich die Sitzung beende, sage ich zu Marie: „Wenn man deine drei älteren Kinder zählt, ist dieses Kind dein viertes Kind und wird es für immer bleiben. Ihr bleibt verbunden durch die starke Bindung der mütterlichen Liebe."

Marie lässt mich den Satz nicht zu Ende sprechen. Sie unterbricht mich und teilt mir ganz überrascht ihre Entdeckung mit: „Nein, nein, Gisèle, es ist nicht mein viertes Kind!“

Sie wiederholt es drei oder viermal, laut und deutlich: „Gisèle, das ist nicht mein viertes Kind. Ich habe es dir nicht gesagt, weil ich nicht wusste, dass es so wichtig ist“ und sie wiederholt: „Ich habe es dir nicht gesagt, weil ich nicht wusste, dass es so wichtig ist. Ich wusste nicht, dass es so wichtig ist!“

Ich erwarte, dass sie mir eine Abtreibung gestehen wird. Marie fährt fort: „Vor sieben Jahren, in den ersten Monaten unserer Partnerschaft, wurde ich schwanger. Ich erinnere mich nur an einen Schwangerschaftstest, der positiv war. Aber noch bevor ich wahrnehmen konnte, was mit mir geschah, begann ich zu bluten. Beim Ultraschall im Krankenhaus war nichts zu sehen. Der Arzt sprach von einem „Windei“. Für mich klang das, als wäre „nichts“ gewesen. Die Blutung fühlte sich auch so wie eine normale Periode an. Es war mir nicht möglich, ein Gefühl für ein Kind zu entwickeln. Ich war nur sehr erleichtert, meine Periode wiederzubekommen!“

Und jetzt sieht/spürt Marie die Gegenwart eines Babys, das sie als ihr ältestes Kind erkennt. Es ist, als würde sie es berühren, es mit den Händen streicheln, als ob sie es fühlen würde. Sie sieht, dass es ein kleiner Junge ist. Die Begegnung mit diesem Baby ist so intensiv wie die, die sie vor einer Viertelstunde mit ihrem anderen Baby erlebt hat. Sie spürt viel Liebe und Zärtlichkeit. Als Marie ihre Hände öffnet, als Zeichen, dass sie bereit ist, dieses Kind loszulassen, fließen wieder Tränen. Ich bin auch sehr berührt, mit ihr die Trauer um ein Kind zu teilen, von dem die Mutter bis vor wenigen Minuten noch nichts wusste!

„Nun“, füge ich humorvoll hinzu: „Deine Familie ist auf einmal sehr gewachsen! Bald wirst du deine Kinder über ihre beiden Geschwister aufklären müssen!“

Wir beenden die Sitzung, und ich lasse Marie einen Augenblick allein mit ihren Entdeckungen.

Eine Viertelstunde später kommt sie zu mir in die Küche. Bei einer Tasse Tee erzählt sie mir weiter: „Was ich heute realisiert habe, bestätigt ein Gefühl, das ich bereits hatte, ohne dass ich es mit Worten beschreiben konnte. Ich hatte oft den Eindruck, dass mehr als meine drei Kinder im Esszimmer spielten, wusste aber nicht, was ich mit diesen wiederkehrenden Eindrücken anfangen sollte. Jetzt verstehe ich es!“

Als Marie nach Hause kommt, erzählt sie ihrem Mann und ihren Kindern davon und ein paar Wochen später schickt sie mir folgende kurze Nachricht:

„Danke für das Geschenk dieser Sitzung. Sie hat mir Frieden geschenkt, und wir können wieder eine befriedigende Sexualität erleben.“ Die Schwangerschaft war durch ein defektes Kondom entstanden; daraufhin war Marie verunsichert und entwickelte Ressentiments gegen sich selbst und ihren Mann. Die Sitzung versöhnte sie mit ihrer Weiblichkeit.

Apropos Fehlgeburten und die möglichen Schuldgefühle der Mutter:

In meiner Beratung höre ich oft, wie Mütter nach einer Fehlgeburt Schuldgefühle entwickeln. Die drei am häufigsten genannten Gründe sind:

- Konflikte mit dem Partner: „Wir hatten zu oft Krach. Wir waren nicht gut genug für das Baby.
- Mangelnde Zeit und Verfügbarkeit für das Baby: „Ich hatte nicht genug Zeit für das Baby, das hat es gespürt.“
- Die vorübergehende Ablehnung der nicht geplanten Schwangerschaft: „Zuerst wollte ich diese Schwangerschaft nicht.“

Und wenn sie keine mögliche Erklärung finden, sind Frauen noch unsicherer: „Alle Voraussetzungen für eine gute Schwangerschaft waren erfüllt, sagen sie mir. Warum ist es abgegangen? Warum wollte es nicht bei mir bleiben? Bin ich nicht gut genug für ein Baby?"

De facto wurde in meinen Sprechstunden bezüglich Fehlgeburten die Hypothese nie bestätigt, dass ein Kind diese Welt verlassen hätte, um seiner Mutter zu entkommen! In den Erzählungen ihrer Mütter gaben sich bis jetzt alle Sternenkinder zufrieden mit ihrem Schicksal und lieben nach wie vor ihre Mütter auf der Erde.

Wie alt mag „Mini", das erste Sternenkind von Marie, gewesen sein, als es abflog? Drei Wochen vielleicht!

„Ich wusste nicht, dass es so wichtig ist!"

Die Worte von Marie klingen auch heute noch in meinen Ohren. Ich wünsche mir, diese Botschaft käme bei uns allen richtig an!

2. Geschichte von Myriam, der wiedergefundenen Schwester (Autobiographie)

Unser ältester Sohn, Andréas, ist 28 Jahre alt, als er sein Studium an der Kunsthochschule beendet. Als Abschlussgeschenk schenke ich ihm eine Woche Urlaub in einer Pension inklusiv einer täglichen Behandlung bei Monika, einer Naturheilpraktikerin, die sich auf Bioresonanz spezialisiert hat und die mir bei meinen Leberproblemen sehr geholfen hat. Ich hoffe, dass diese Behandlung sein Immunsystem stärken wird und ihm helfen wird, seine chronische Angina loszuwerden, was bis dato keine Behandlung erreichte, nicht einmal die Mandeloperation vor vier Jahren.

Ich besuche ihn zwei Tage lang, und wir lassen uns beide von Monika verwöhnen. Während dieser zwei Tage macht Andréas eine erstaunliche Entdeckung. Auf Monikas Empfehlung trifft er eine in Familienaufstellung ausgebildete Therapeutin, in der Hoffnung, eine mögliche psychosomatische Ursache für seine Anginen und Mittelohrentzündungen herauszufinden. Diese junge freundliche Frau gewinnt sein Vertrauen. Die für eine Stunde geplante Sitzung dauert länger als 90 Minuten, aber Monika besteht darauf, kein anderes Honorar als das ursprünglich Vereinbarte anzunehmen. Sie ermutigt meinen Sohn, sich für seine Kindheit zu interessieren und hilft ihm, Ereignisse hervorzuheben, die sein Leben geprägt haben. Dabei nimmt Andréas wahr, dass er eine Zwillingsschwester hatte, die vier Wochen lang mit ihm Mamas Uterus teilte, bevor sie ging. Was für eine Geschichte!

Andréas kommt von diesem Treffen ziemlich aufgewühlt zurück. Was mich am meisten überrascht, ist, dass er mit mir über seine ältere Schwester als etwas Selbstverständliches spricht. Ich kann mich gut erinnern, wie er von der Schwelle meiner Schlafzimmertür stehend, in meine Richtung läuft, aufgerichtet, eine Hand 10 cm über seinem Kopf haltend, und mir leicht vorwurfsvoll sagt: „Mama, ich bin nicht der Älteste, ich habe eine Zwillingsschwester und wir teilten vier Wochen lang das gleiche Nest! Die Hand über seinem Kopf sollte mir zu verstehen geben, dass seine Schwester symbolisch größer war als er, also älter, und das erscheint ihm sehr wichtig. Im Gegensatz zu dem, was man ihn hatte glauben lassen, ist er nicht das älteste, erste, sondern das zweite Kind in der Geschwisterschar.

Für mich bedeutet diese Offenbarung, dass ich nicht die Mutter von vier, sondern von fünf Kindern bin!

Während ich Andréas aufmerksam zuhöre, versuche ich, „cool" zu bleiben; innerlich bin ich aber sehr skeptisch. Ich, die immerhin die Mutter bin und mich für eine „pränatale Spezialistin" halte, habe dieses Kind nie bemerkt. Ich denke, dass ein vierwöchiger Embryo wirklich klein ist und dass jeder Scharlatan einem erzählen kann, dass er/sie eine Zwillingsschwester hat, die kurz nach ihrer Empfängnis verschwand. Dafür braucht man nur ein wenig Phantasie! Niemand wird jemals in der Lage sein, dem zu widersprechen oder es zu überprüfen! Meine berufliche Tätigkeit zeigt manchmal die Anwesenheit eines Zwillings, der nur wenige Wochen im Mutterleib lebte, aber jedes Mal wurde die Frau auf die eine oder andere Weise auf dieses Kind aufmerksam, oft durch Ultraschall, manchmal durch eine kleine Blutung, die den Verdacht weckte, dass vielleicht ein zweiter Embryo abging. Ich aber, habe nie den Verdacht gehabt, Zwillinge zu erwarten!

Diese Geschichte lässt mich nicht los. Sobald ich zur Ruhe komme, denke ich über Andréas Schwangerschaft und über mein Leben in seinem Geburtsjahr nach. Ich suche nach Erinnerungen, die seine Behauptung bestätigen oder hinterfragen könnten.

- Ich erinnere mich, dass ich erst 21 Jahre alt war, als ich schwanger wurde und dass ich mein Hebammenstudium noch nicht begonnen hatte. Damals war ich mir nicht bewusst, wie wichtig das Leben eines Kindes so früh in der Schwangerschaft ist. Dieses Bewusstsein entwickelte ich erst später durch meine Ausbildung zur Hebamme und meine Ausbildung in Sophrologie. Das könnte erklären, warum ich nichts bemerkt habe.

- Während ich weiter nachdenke, erinnere ich mich plötzlich, dass ich etwa in der vierten Schwangerschaftswoche eine Blutung hatte! Ich habe nie den Zusammenhang zwischen dieser Blutung und einem möglichen Verlust eines zweiten Eies gesehen; ich erinnere mich dennoch sehr gut an diesen Vorfall, weil ich 24 Stunden lang dachte, dass meine Periode zurückgekehrt sei; ich war extrem erleichtert, weil die Schwangerschaft nicht geplant war.

Am nächsten Tag war die Blutung, zu meiner Enttäuschung, vorbei. Zu beschäftigt mit der Sorge um meine Schwangerschaft ging ich der Bedeutung dieser Blutung nicht nach. Was das Datum betrifft, weiß ich, dass es ein paar Tage nach dem Schwangerschaftstest passierte. Zu diesem Zeitpunkt wurde der Schwangerschaftstest 10 Tage nach der geplanten Menstruation durchgeführt. Also hatte ich, wie Andréas es mir gesagt hatte, genau vier Wochen nach der Empfängnis eine Blutung!

Ich weiß sehr wohl, dass Blutungen während der Schwangerschaft häufig vorkommen und sehr unterschiedliche Ursachen haben können, aber die Tatsache, dass ich weder während der Schwangerschaft von Andréas noch während der anderen drei Schwangerschaften je wieder eine Blutung hatte, spricht tatsächlich für eine mögliche Zwillingsschwester!

- Apropos Zwillingsschwangerschaft: Obwohl ich mir nie bewusst war, Zwillinge zu erwarten, erinnere ich mich sehr wohl daran, dass ich gern Zwillinge gehabt hätte. Dieser Wunsch verging mir, als ich im Laufe meiner Hebammenausbildung an der Universitätsklinik die Probleme sah, die mit einer Zwillingsschwangerschaft und dem Leben mit zwei gleichaltrigen Babys zusammenhängen können.

- Apropos Mädchen und Vorname Myriam: Während der ersten Schwangerschaft war ich überzeugt, dass ich ein Mädchen erwartete. Mein Mann und ich hätten gerne das Geschlecht des Babys gewusst, aber die Ultraschalluntersuchungen waren damals nicht so präzise und der Arzt hatte uns nichts verraten wollen. Mein Mann und ich teilten das Gefühl, dass dieses Baby ein Mädchen sei, und ich wollte es um jeden Preis Myriam nennen.

Wir waren sehr überrascht, als wir bei der Geburt erfuhren, dass es ein Junge war. Wir brauchten ein oder zwei Tage, um uns daran zu gewöhnen, über „ihn" und nicht mehr über „sie" zu sprechen! Selbstverständlich habe ich Myriam als Vornamen für unser nächstes Kind behalten. Drei Jahre später, als unsere Tochter geboren wurde, war der Vorname aber aus meinem Kopf verschwunden, ohne dass ich sagen könnte, warum. Wir sahen uns das Baby an und wussten, dass ihr Vorname Christine war, ein Vorname, an den wir noch nie vorher gedacht hatten! Als Claire-Marie, das jüngste Kind, vier Jahre später geboren wurde, war der Vorname „Myriam" wie aus unserem Gedächtnis gelöscht! Dennoch gefällt mir dieser Name immer noch sehr. Wenn es Andreas Zwillingsschwester wirklich gibt, denke ich gerne, dass sie Myriam heißt. Dieser Vorname war der ältesten Tochter unserer Kinder vorbehalten, er gehört also ihr. Das könnte erklären, warum er für die anderen nicht wieder aufgetaucht ist.

- Reaktion seitens der Familie:
  Gespannt auf ihre Reaktionen, erzähle ich den anderen Mitgliedern der Familie die Neuigkeit; dabei erwarte ich ein wenig Widerstand und Spott. Zu meiner Überraschung macht Claire-Marie, die Jüngste, sich gar nicht lustig über mich und teilt meine Skepsis nicht. Zu meinen Zweifeln sagt sie vorwurfsvoll: „Ich wusste immer, dass das mit vier Kindern nicht stimmte." Ich kann mich tatsächlich erinnern, dass sie mich mehrmals gefragt hatte, ob ich eine Fehlgeburt erlebt hatte, worauf ich mit einem klaren „Nein" geantwortet hatte. Bei der Redaktion dieser Geschichte habe ich sie noch einmal angesprochen und gefragt, warum sie das Gefühl eines fehlenden Geschwisters hatte. Sie erklärte, dass dieses Gefühl wiederholt aufkam, wenn wir sechs uns an den Tisch zum Essen setzten. Es war für sie, als ob jemand fehlte!

- Auch die Reaktion meiner Mutter überrascht mich: Anstatt mir ins Gesicht zu lachen, antwortet sie sofort: „Sprichst du mit mir über dein fünftes Kind? Das überrascht mich überhaupt nicht; du hast immer gesagt, dass deine Familie vollständig wäre, wenn du fünf Kinder hättest!"

Dass Myriam existiert, ist in unserer materialistischen Welt, in der wir dazu neigen, nur an das zu glauben, was wir sehen und berühren, schwer zu beweisen. Trotz der Fakten, die ich gerade beschrieben habe, bleibe ich vorsichtig, zu behaupten, dass es so gewesen sei. Myriam existiert für Andréas, für Claire-Marie, für meine Mutter, für mich, und ich gebe ihr jetzt ihren Platz in meinem Herzen. Spontan, ein wenig wehmütig bin ich dankbar, dass sie so früh gegangen ist: Mit nur einem Baby konnte ich problemlos die Hebammenausbildung absolvieren, die mein Traum war. Mit Zwillingen wäre ich sicher nicht in der Lage gewesen, diese Ausbildung abzuschließen, einerseits, weil Zwillinge eine Mutter mehr belasten als ein einzelnes Kind und mindestens zwei Jahre lang weder Energie, Schlaf noch Zeit zum Lernen übrig ist, andererseits, weil es schwieriger gewesen wäre, eine Tagesmutter zu finden, und schließlich, weil die Schulleiterin meine Bewerbung abgelehnt hätte. Ich hatte es bereits schwer genug gehabt, sie davon zu überzeugen, mich mit einem Kind aufzunehmen.

Warum ist diese Entdeckung für Andréas wichtig?

Weil er nach dieser älteren Schwester gesucht hat, dessen bin ich mir sicher. Seit ich von der Existenz von Myriam weiß, habe ich eine Erklärung für das Bedürfnis, das er als Kind hatte, die körperliche Nähe eines anderen Kindes oder eines Erwachsenen zu spüren, um sich selbst zu spüren, zu existieren. Ein Kind braucht viel Körperkontakt und Zuneigung. Andréas´ Bedürfnis nach körperlicher Nähe unterschied sich von dem üblichen Bedürfnis jedes Kindes, Umarmungen zu erhalten. Andréas war ein fantasievolles, strahlendes und kreatives Kind, war aber unfähig, alleine zu „funktionieren". Es reichte jedoch aus, wenn er in körperlichem Kontakt mit dem Bein von Papa, Mama oder der Kinderfrau stand; so konnte er sich selbstständig beschäftigen, ein Puzzle allein machen, allein zeichnen oder basteln. In seiner Jugend fand er einen „Zwillingsbruder", kaum jünger als er selbst, mit dem er jedes Wochenende sein Zimmer teilte und seiner Fantasie freien Lauf lassen konnte und mit dem er viel Techno- und Rap Musik machte.

Eine weitere Beobachtung: Andréas hat nie spontan eine Verantwortung oder schützende Rolle gegenüber seinen Brüdern und Schwestern übernommen, wie man es vom Ältesten von vier Kindern erwarten könnte. Ich erklärte dies durch unsere ganz besondere Familiendynamik seit der Geburt seiner autistischen Schwester, die drei Jahre jünger ist als er. Jetzt vermute ich folgendes: Da wir Myriam ihren Platz nicht gegeben hatten, konnte Andréas seinen Platz als Ältester auch nicht einnehmen! Oder anders ausgedrückt: Er konnte den Platz des Ältesten nicht einnehmen, weil er es nicht war!

Apropos Zwillinge: Dank Ultraschall werden Zwillingsschwangerschaften häufiger beobachtet. Es wird geschätzt, dass 10% der Schwangerschaften mit zwei Eizellen oder Embryonen beginnen, von denen eine das Nest früh verlässt.

Diese Realität hat einen Einfluss auf das Leben des verbleibenden Zwillings. Psychologen werden sich dessen zunehmend bewusst. Diese Tatsache wird bei therapeutischen Sitzungen mit Familienaufstellung oft hervorgehoben (siehe Hellinger, Bert[10] und Potschka-Lang[16]).

Ich kann ein Kinderbuch zu diesem Thema empfehlen: *„Am Anfang waren wir zu zweit“*, von Ilka-Maria Thurmann[24].

3. Und die anderen....

„Nicht einmal Weizenkörner.
Doch diese Babys haben ihre Spuren hinterlassen....“

Man mag darüber denken, wie man will, aber Tatsache ist, dass diese Kinder für jene Mütter existierten, die in meine Praxis kamen: mit einem diffusen Gefühl, das so stark war, dass sie sich unbedingt beraten lassen wollten. Ich gebe zu, dass es am Anfang schwierig für mich war, ihrer Reise zu folgen, da diese Arbeit für mich Neuland war. Im Laufe der Sprechstunden wurde ich jedoch mit dieser Art, den Frauen zuzuhören, immer vertrauter.

Ich gebe diesen Frauen das Wort:

Die erste ist eine Kollegin, die darauf besteht, mich zu sehen, weil sie das Bedürfnis verspürt, ein Kind zu betrauern. Ich weiß, dass sie kein lebendes Kind hat.

Da ihr Anliegen ein wenig verwirrend klingt, frage ich sie, ob sie wegen einer Fehlgeburt oder einer Abtreibung kommt.

„Nein, oder vielleicht: ja“, sagte sie zu mir. „Einmal nahm ich „die Pille Danach“ nach ungeschütztem Sex. Mit dieser Pille habe ich verhindert, dass das Leben kommt.“ Ich frage sie: „Verstehst du das als Mini-Abtreibung?“

„Nein, aber ich spürte, dass es kommen wollte!“

J. ist sich sicher, dass der Eisprung noch nicht stattgefunden hatte. Sie empfindet jedoch viel Traurigkeit. Ihr sechster Sinn als Frau gibt ihr ein Bewusstsein für ein konkretes Kind, dessen Verlust sie betrauern möchte, weil sie es daran gehindert hat zu existieren.

Die zweite ist eine hübsche Frau in den Vierzigern, die mir sofort Achtung gebietet. Sie vermittelt den Eindruck, sich in ihrer eigenen Haut wohlzufühlen. Sie hat eine leitende Stelle in einem Krankenhaus. Sie überrascht mich, als sie mir mitteilt, dass sie weiß, dass sie nie Kinder bekommen wird, aber ihre Trauer darüber mit mir verarbeiten möchte. Sie lebt seit etwa zehn Jahren mit ihrem Partner zusammen. Als Folge von Vergewaltigung in ihrer Kindheit litt sie unter wiederholten Genitalinfektionen mit Verwachsungen, die ihre Eileiter und Gebärmutter zu Fehlfunktionen führten. Sie hatte mehrere Operationen und versuchte verschiedene Behandlungen, um schwanger zu werden, jedoch ohne Erfolg. Da sie bald vierzig Jahre alt wird, haben ihr Mann und sie beschlossen, die Behandlung einzustellen, keine künstliche Befruchtung zu versuchen und keine Adoption zu beantragen. Sie ist zuversichtlich, dass ihr Leben ohne Kinder weiterhin einen Sinn hat; sie möchte aber frei von Neid oder Eifersucht sein, wenn sie einen Kinderwagen oder eine Frau mit einem runden Bauch sieht. Sie wünscht sich, frei von Traurigkeit und Dauersehnsucht zu werden, was ihr unnötige Energie raubt.

Ich verstehe, dass sie kommt, um ihre verlorene Fruchtbarkeit zu betrauern. Das ist etwas, das mir vertraut ist, und ich bin bereit zu versuchen ihr zu helfen.

In der Sitzung fühle ich intuitiv, dass es um etwas anderes geht. Ich stelle ihr spontan die Frage: „Trauerst du um ein oder mehrere Kinder?"

Sie antwortet mir, ohne zu zögern: „um vier!", und sie beschreibt mir vier Kinder, die auf dem Weg zu ihr im geschlossenen Tunnel stecken blieben. Sie beschreibt jedes ihrer Kinder sehr konkret mit Vornamen und Geschlecht. Ihre Namen sind Sara, Elizabeth, Christian, Aza!

Die dritte ist eine Frau, mit der ich per E-Mail in Kontakt stehe. Sie ist in der siebten Schwangerschaftswoche und hat gerade per Ultraschall erfahren, dass das Herz des Embryos nicht mehr schlägt. Sie bittet mich, sie zu begleiten, bis die spontane Fehlgeburt eintritt. Neben ihren Fragen zur Fehlgeburt schreibt sie mir auch Fragen zu ihren bisherigen Schwangerschaften und zur Kupferspirale.

Sie schreibt folgendes:

„Ich fühle sofort, wenn ich schwanger bin: Am nächsten Tag oder auch zwei Tage nach dem fruchtbaren Geschlechtsverkehr habe ich geschwollene Brüste und weiß, dass ich schwanger bin. Glauben Sie, dass ich die beiden Male, bei denen ich diese „Symptome" erlebte, während ich eine Spirale hatte, als Schwangerschaft betrachten sollte? Einmal wurde die Schwangerschaft sogar durch einen Bluttest bestätigt und ich hatte eine Fehlgeburt in der dritten Schwangerschaftswoche, die von den meisten anderen Frauen unbemerkt geblieben wäre. Das Trauma ist nicht das gleiche, aber diese Schwangerschaften existierten. Also wäre ich zum siebten Mal schwanger? Es fühlt sich schon seltsam an ..."

Meine Meinung dazu: Ich bin mit der Kupferspirale vertraut, weil ich sie selbst einige Jahre lang verwendet habe. Als Hebamme habe ich aber genügend schwangere Frauen gekannt, die trotz Spirale schwanger wurden, um sagen zu können, dass diese Methode nicht zuverlässig ist.

In Situationen, in denen Frauen beschlossen hatten, das Kind zu behalten, konnte es vorkommen, dass der Fötus zusammen mit der Spirale heranwuchs, weil die Entfernung ein hohes Risiko einer Perforation der Fruchtblase und damit einer Fehlgeburt bedeutet hätte. Am häufigsten konnte man nach der Geburt die Spirale wie ein Anhänger an der Plazenta wiederfinden!

Wenn einige Schwangerschaften trotz Spirale fortschreiten (wir sprechen von 1,5 bis 2 % der Schwangerschaften unter Spirale), dann ist es realistisch zu denken, dass frühe Abgänge wahrscheinlich häufig sind. Die Spirale verhindert nicht immer, dass Spermien durch den Eileiter gelangen, sodass eine Befruchtung stattfindet. Die befruchtete Eizelle rollt in die Gebärmutter und versucht, sich einzunisten. Die Spirale wirkt als Fremdkörper, der die Gebärmutterschleimhaut angreift, verhindert das Einnisten - und die Menstruation kehrt zurück.

Seit ich Maries Bericht gehört habe, weiß ich, dass jede angefangene Schwangerschaft sehr wichtig ist.

So rate ich von der Spirale ab und sage: „Frauen, passt auf eure Seele auf! Wenn ihr die Wahl habt, wählt eine andere Verhütungsmethode!“

Das Geheimnis der Mütter:
Nicht einmal Weizenkörner,
und doch:
Diese Kinder haben ihre Spuren hinterlassen!

4. Ankündigung

Sehr oft spüren Mütter am Tag der Empfängnis, dass ein Kind angekommen ist.

Es ist für viele Frauen selbstverständlich, dass sie sehr früh, noch bevor sie ihre Periode bekommen sollten, erfahren, dass sie schwanger sind.

Unter der Tiefenentspannung sagen sie zum Beispiel:

„Wir haben Sex. Ich bin schwanger. Ich weiß es. Wenn die Zeit der Periode vorüber ist, besteht mein Partner darauf, dass ich einen Schwangerschaftstest mache. Er ist positiv: Ich wusste es.“

„Ich mache einen Schwangerschaftstest. Er ist positiv. Das ändert für mich nichts. Ich wusste, dass ich schwanger bin.“

„K und ich haben Sex. Ich bin schwanger, das weiß ich. Später bestätigen die Zeichen meines Körpers die Schwangerschaft.“

In seinem Buch: *„Woran Babys sich erinnern“* erzählt David Chamberlain[3] auf Seite 33 eine ähnliche Geschichte, die er das Wunder der Empfängnis nennt: „Liane führte seit langem Buch über ihre fruchtbaren Tage. In der Nacht der Empfängnis, nach dem Geschlechtsverkehr, hatte sie ganz deutlich den Eindruck, dass sich mit ihrem Körper etwas Spirituelles ereignete. Als sie am nächsten Morgen aufwachte, verkündete sie: „Wir haben jetzt unser Baby.“ Sie kreiste das Datum auf dem

Kalender ein und schrieb „Empfängnis“ darüber. Sie sagte, dass das erlebte Gefühl einzigartig und endgültig war. Es stellte sich heraus, dass sie es richtig gedeutet hatte.“

Manchmal bekommen Mütter oder Väter noch vor der Empfängnis die Botschaft, dass ein Kind kommt.

Beatrix ist im sechsten Monat schwanger, als ich sie zum ersten Mal treffe. Sie kommt durch Empfehlung ihres Frauenarztes mit dem Wunsch, sich auf die Geburt ihres ersten Kindes vorzubereiten. Sie selbst hätte nicht die Initiative ergriffen, sich für einen Geburtsvorbereitungskurs anzumelden, weil sie die Vorstellung hatte, ihr Baby per Kaiserschnitt zu entbinden. Ich bin die erste Hebamme, der sie begegnet. Sie ist privat versichert und lässt sich von einem Chefarzt am Universitätsklinikum betreuen. Sie hat ein nahezu blindes Vertrauen in die Medizin und in Ärzte und hat sich bisher nicht die Zeit genommen, sich Fragen zur Schwangerschaft oder Geburt zu stellen. Sie ist eine eher intellektuelle Frau, die sich in Bezug auf ihren Körper und ihre Sexualität als ein wenig „verklemmt“ beschreibt. Sie erzählt mir später, dass ihre Mutter eine sehr schlechte Erfahrung mit ihrer Geburt gemacht hat, weshalb sie denkt, dass ein Kaiserschnitt besser für sie wäre.

Als ich in der ersten Vorbereitungssitzung mit ihr über intuitives mütterliches Wissen spreche, erwarte ich von ihr eine skeptische Haltung oder Ablehnung. Zu meiner großen Überraschung ist sie offen für diesen Gedanken, der sie an eine Erfahrung erinnert, die sie ganz am Anfang dieser Schwangerschaft gemacht hat. Für sie, die dachte, sie sei rational, hatte das Ereignis ihren Geist für eine neue Wirklichkeit geöffnet.

„Weil wir seit mehr als zehn Jahren verheiratet sind, haben uns unsere Freunde und Familien öfters zum Thema „Baby kriegen“ angesprochen und uns ein wenig unter Druck gesetzt, doch ein Baby zu bekommen. Ihre Bemerkungen ließen mich gleichgültig, denn Mutter zu werden war nie in meinem Lebensprogramm.

Nun, kurz bevor ich mit diesem Baby schwanger war, geschah folgendes: Ohne dass wir in unserer Beziehung darüber gesprochen hatten, fühlte ich plötzlich, dass ungewöhnliche „Mächte" im Spiel waren, wie: „Das ist jetzt Deine Zeit - bist Du bereit?" Kurz Danach hatten wir Sex. Ich habe meinem Partner nichts von dieser Vision erzählt. Zwei Tage, nachdem meine Periode hätte kommen sollen, machte ich einen Schwangerschaftstest. Er war positiv. Ich fühlte mich weder überrascht noch aufgeregt. Tief im Inneren, ohne es zuzugeben, wusste ich es bereits."

Ich habe Beatrix ermutigt, weiterhin auf diese innere Stimme zu hören und die Möglichkeit einer vaginalen Geburt offen zu lassen. Sie hat sich eine freiberufliche Hebamme gesucht, die bereit war, sie bei der Geburt in der Klinik zu begleiten. Das Kind wurde ohne Periduralanästhesie unter Wasser geboren. Beatrix war stolz auf ihre Geburt und stillte ihr Baby mehrere Monate lang.

Die Papas...

Manchmal sind es die Väter, die gewarnt werden. Ich habe kein Beispiel in meiner Praxis, weil ich die Väter nicht zu diesem Thema befragt habe, aber zwei in der Bibel genannte Beispiele erlauben es mir, diese Aussage zu machen:

Abraham erhält den Besuch von drei Engeln, die ihm verraten, dass seine Frau Sarah trotz ihres hohen Alters (sie ist vielleicht 60 oder 70 Jahre alt) einen Sohn zur Welt bringen wird. Sarah lacht, als sie die Nachricht hört, und glaubt es nicht. Weniger als ein Jahr später bringt sie Isaak zur Welt.

Das zweite Beispiel ähnelt der Weihnachtsgeschichte: „Während seines Dienstes im Tempel bekommt Zacharias die klare Botschaft, dass seine Frau Elisabeth einen Sohn empfangen wird und dass er ihn Johannes nennen soll. Elisabeth war eine Cousine von Maria, der Mutter Jesu. Diesmal ist es der Mann, der der Botschaft nicht glaubt, denn Elisabeth ist ebenfalls schon sehr alt. Er wird wortwörtlich „sprachlos", bis das Baby geboren ist! Ob sie bewusst so wahrgenommen wird oder nicht: Jede Empfängnis ist ein Wunder, bei dem der Himmel die Erde berührt!

II. Über die Auswirkungen der neun Monate auf unser Leben:

Jede/r von uns verbringt die ersten Monate seines irdischen Lebens im Schoß seiner Mutter; diese Tatsache wird manchmal vergessen.

1. Nadias Geschichte oder *„Die Geburt ist nicht der Anfang“*.

Nadia sagt zu mir: „Mein Leben begann mit einem Mangel, weil meine Mutter an diesem Tag starb.“ Während des Interviews merkt sie, dass ihr Leben, das lange vor ihrer Geburt begann, nicht nur mit „minus“ sondern mit vielen „plus“ gefüllt war.

Nadia erwartet ihr zweites Kind, als sie zu mir nach Hause kommt, um die Geburt ihrer ersten Tochter, die per Kaiserschnitt geboren wurde, zu verarbeiten. Nadia ist klein und das Baby wog bei der Geburt fast vier Kilo, was einen Kaiserschnitt rechtfertigte. Nadia konnte diesen Eingriff gut akzeptieren; was ihr aber schmerzhaft in Erinnerung bleibt, ist, dass sie sich zwei Tage lang nicht um ihr Baby kümmern konnte. Nadia litt unter heftigen Kopfschmerzen, Nebenwirkungen der Periduralanästhesie, und lag zwei Tage lang wie ans Bett gefesselt. Um dieses zu verarbeiten, ist sie zu mir gekommen.

Aber anstatt von der Geburt ihrer ältesten Tochter zu erzählen, wie es vereinbart war, weicht Nadia mit viel Emotion zum Thema ihrer eigenen Geburt ab. Sie beschreibt das Gefühl eines andauernden emotionalen Mangels, den sie seit ihrer Geburt empfindet.

Sie erzählt:

„Ich komme, um über das Thema Geburt zu sprechen, das sehr stark von meiner eigenen dramatischen Geburt beeinflusst ist. Meine

Mutter starb einige Stunden nach meiner Geburt. Ich suche erfolglos nach jemandem, der mir geben kann, was mir so fehlt. Ich habe das Gefühl, dass ich keinen Boden unter meinen Füßen habe. Mir hat der elementare Halt gefehlt. Ich habe nicht bekommen, was ich brauchte. Nicht nur meine Mutter, sondern fast alle Frauen in der Familie sind seither gestorben: Meine Großmutter mütterlicherseits starb, als ich sechzehn war, ihre Schwester starb an Krebs usw. Ich habe zwei Jahre lang erfolglos eine Verhaltenstherapie gemacht und versucht, mich der positiven Ressourcen meines Lebens bewusst zu werden. Ich hatte erhofft, mich stärker zu fühlen und weniger allein. Leider ist das Gefühl des Mangels bis heute sehr stark und schmerzhaft."

Ich stelle Nadia einige Fragen zu ihrer Geburt. Sie erzählt mir: „Ich wurde als Zwilling geboren; der Name meiner Schwester ist Lea, wir sind die dritte und vierte Tochter der Familie. Wir wurden alle per Kaiserschnitt geboren. Meine Mutter starb an einer Lungenembolie einige Stunden nach dem Kaiserschnitt. Unser Vater stand unter Schock. Zu Hause gab es auch M., der sechs und A., der drei Jahre alt war. Lea und ich blieben sechs Wochen in der Klinik, bis eine Lösung für uns gefunden werden konnte."

Nadia lässt ihre Tränen fließen, wenn sie an ihre Mutter denkt, die sie noch heute so sehr vermisst.

Ihr Schmerz ist immer noch so präsent, dass ich ihr vorschlage - anstatt ihren Kaiserschnitt zu verarbeiten - eine Rückreise „in den Uterus ihrer Mutter" zu machen; diese könnte es ihr ermöglichen, zum Ursprung ihres Schmerzes zurückzukehren, in der Hoffnung, einen Weg des Trostes zu finden. Sie nimmt meinen Vorschlag dankbar an. Sie arbeitet als Sporttherapeutin in einem Rehabilitationszentrum für schwererziehbare Teenagers; so weiß ich, dass sie mit Körperarbeit vertraut ist. Ich informiere sie, dass ich sie vielleicht in meinen Armen halten werde, was die Rückreise in die Gebärmutter erleichtern könnte. So könnte sie auch affektive Mängel leichter wahrnehmen und eventuell von mir etwas mütterliche Wärme empfangen.

Ich erwarte, mit ihr ins Tal der Klage hinunterzugehen. Aber zu meiner und ihrer Überraschung verwandelt sich der bis dahin dramatische Film ihrer Geburt schnell in einen Liebesroman!

Ich fange an, ihr Fragen zu stellen und gebe den Dialog hier wieder:

G - War die Schwangerschaft eine Überraschung?

N - Nein! Mama und Papa wünschten sich ein drittes Baby. Laut meinem Vater wollten sie damit ihrem gemeinsamen Leben einen frischen Wind verleihen.

G - Du bist also ein Wunschbaby! Wie hat deine Mutter die Nachricht aufgenommen, dass sie zwei Babys auf einmal bekommt? War das nicht zu viel für sie?

N - Überhaupt nicht. Mama war stolz und freute sich auf und über ihre beiden Babys. Ihre Freundin berichtete mir, dass Mama eine sehr organisierte Frau sei, die genau wusste, wie sie mit zwei Babys umgehen würde. Sie hatte alles im Voraus vorbereitet. Unsere Wiegen standen schon im siebten Monat im Zimmer für uns bereit. Sie hat unsere Babyausstattung sogar selbst genäht.

G - Wow! Deine Mutter hat Kleider speziell für dich genäht! Hast du sie noch?

N - Leider haben wir sie nicht behalten.

G - Mama hatte Spaß daran, die Wiege und die Babykleidung vorzubereiten. Sie verbrachte die meiste Zeit ihrer Freizeit in Gedanken bei dir. Deine Mutter liebte dich.

N - Zum Thema Nähen: Mama hatte eine Freundin, Marleen, die auch gerne nähte. Ich habe sie gerne besucht. Von ihr bekam ich nicht nur die Vorliebe für das Nähen, sondern auch Zuneigung.

G - Gibt es außer Marleen noch andere Menschen, die dir wichtig waren?

N - Meine Großmutter. Nach dem Tod meiner Mutter zogen meine Großeltern in unser Dorf, um näher bei uns zu wohnen.

Ich durfte, wie jede von uns, einmal in der Woche einen ganzen Tag allein mit Oma verbringen. Meine Großmutter war liebevoll und mütterlich. Ich erinnere mich an eine Episode: Ich war im Teenageralter und hatte Liebeskummer. Ich habe mit ihr darüber gesprochen. Sie nahm mich in ihre Armen; es fühlte sich sehr gut an.

G - Wer hat deinen Vornamen gewählt?

N - Meine Mama. Nadia war immer ihr Lieblingsvorname gewesen, schon bei der ersten Schwangerschaft. Unser Papa hatte aber das letzte Wort für die Vornamen meiner älteren Schwestern gehabt, sodass Mama diesen Namen immer noch in Reserve hatte!

G - (in einem enthusiastischen Tonfall) Du trägst den Lieblingsnamen deiner Mutter, den sie für dich aufbewahrt hat!

Seid ihr Frühgeborene? Weißt du, wie die Schwangerschaft verlaufen ist? Ob deine Mutter Angst hatte, dass ihr zu früh geboren werdet, z.B., ob sie zuhause liegen musste oder im Krankenhaus stationär bleiben musste?

N - Wir wurden am errechneten Termin geboren. Der Kaiserschnitt war schon lange geplant. Mama war nicht vorher im Krankenhaus. Laut Papa und der Freundin Marleen war Mama fit und hatte keine Angst, dass wir zu früh geboren werden würden.

G - Deine Mutter war eine selbstbewusste und sehr organisierte Frau. Sie gab dir neun Monate lang Sicherheit und Vertrauen. Wurdest Du von Deiner Schwester Lea im Krankenhaus getrennt?

N - Nein, ich glaube nicht. Soweit ich weiß, haben sie uns ins selbe Bett gelegt.

An dieser Stelle der Sitzung stelle ich keine weiteren Fragen. Ich halte Nadia in meinen Armen und ermutige sie mental, in die Gebärmutter ihrer Mutter wieder hineinzuschlüpfen. Auch hier macht sie einige wichtige Entdeckungen, die sie laut kommentiert:

„Mir geht es gut. Es fühlt sich eng und angenehm an, Kopf an Kopf mit Lea! „Überrascht fährt sie fort: „Ich sehe nur Lea und mich. Ich fühle mich geborgen und sicher in diesem geschützten Nest; zu Mama spüre ich keine Verbindung." Bei dieser Beschreibung gehe ich davon aus, dass die Bindung zu Lea wichtiger für Nadia war als die zu ihrer Mutter. Auf jeden Fall gibt es in ihrer Erzählung keine Spur von Mangel, Angst oder Unstimmigkeit. Sie sagt laut, als wäre es für sie eine Offenbarung: „Mama hat mich nicht allein gelassen: wir waren doch zu zweit!"

Bezüglich der Geburt erklärt Nadia, dass sie eine sehr schöne Szene sieht:

„Ich sehe einen großen Fluss, der sich in zwei Arme teilt und dabei eine Insel bildet. Ich sehe zwei Boote. Mamas Boot schwimmt weg, langsam, am linken Ufer entlang; Lea und ich bleiben für eine Weile mitten im Fluss stehen, dann erreicht unser Boot das andere Ufer. „Eines Tages", sagt mir Nadia, „da bin ich mir sicher, werden sich unsere Boote wieder treffen." Ein Gefühl von Frieden und Ewigkeit begleitet dieses Bild.

In ihrer Beschreibung verwandelt sich Nadias ursprünglicher Gedanke: „Ich wurde mit einem Mangel geboren" in eine einzigartige Reihe von Segnungen.

Diese schöne Reise allein kann nicht Nadias Gefühl der Einsamkeit verändern. So schnell verlässt man seine Opferrolle nicht. Nadia ist jedoch entschlossen, ihre Dauerklage ab heute durch eine Dankesrede zu ersetzen.

Einen Monat später kommt Nadia wieder, um ihren ersten Kaiserschnitt zu verarbeiten. Sie erzählt mir mit einem Lächeln, dass sie zu Hause weiter geübt hat, nach dem Positiven in ihrem Leben zu suchen und dass sie sich auf dem richtigen Weg befindet.

Wenn Nadias Leben in ihrem Unterbewusstsein schon mit der Empfängnis begonnen hätte, hätte sie sich vielleicht einige Jahre Depression erspart.

Diese Geschichte soll Menschen ermutigen, das Leben von der Empfängnis an zu zählen und nicht erst ab der Geburt.

Anmerkung:
Ich habe von einem Land in Asien gehört, in dem das Leben eines Menschen von der Empfängnis an zählt. Ob dieses Land wirklich existiert, habe ich nicht nachgeprüft, aber es erscheint mir so logisch, dass ich gerne hier darüber spreche. In diesem Land würde ein Kind nicht am Tag Null, sondern am Tag 266 oder 280 geboren. Zwei Monate später würde man seinen ersten Geburtstag feiern.

Ich denke, dass wir, wenn dieser Brauch nicht existiert, ihn erfinden müssten!

Zum Thema Intrauterinleben kann ich die Bücher von Hidalgo N. Astelli [11] und von Marianne Krülls [12] empfehlen.

2. „Neun Monate des Glücks im Schoß meiner Mutter und die Sehnsucht nach dem verlorenen Paradies" (Autobiographie)

Die neun Monate, die ich im Uterus meiner Mutter verbrachte, waren sehr angenehm für mich, da bin ich mir sicher. Ich weiß es, weil meine Mutter mir davon erzählt hat und weil ich 45 Jahre lang bedauert habe, dass ich eines Tages dieses Paradies verlassen musste!

Ich bin ein Wunschkind. Meine Eltern wollten eine große Familie. Meine ältere Schwester wurde mit Freude empfangen, neun Monate nach den Flitterwochen meiner Eltern, und mein Bruder wurde sechzehn Monate später geboren. Danach hatten meine Eltern, wie alle ihre Freunde, gehofft, sehr bald ein weiteres Kind begrüßen zu können. Leider ließ die Gesundheit meiner Mutter das nicht zu. Sie litt an einer Art Osteoporose mit Kalziummangel. Die Symptome, vor allem die Rückenschmerzen, hatten sich mit den zwei aufeinanderfolgenden Schwangerschaften verschlimmert. Nach drei Jahren Behandlung ging es ihr besser, und der Arzt erlaubte eine neue Schwangerschaft. Bald darauf war ich schon unterwegs, zur großen Begeisterung der ganzen Familie. „Nach dieser langen Wartezeit", sagte mir meine Mutter immer wieder gerne, „waren wir so glücklich, dich zu erwarten!"

Nach neun schönen Monaten im Mutterleib wurde ich einfach und schnell auf der Entbindungsstation der nahegelegenen Stadt geboren. Das einzige Problem war, dass meiner Mutter Oxytocin gespritzt wurde, um die Geburt zu beschleunigen, denn nach Angaben der Hebamme hatte der Arzt einen anderen wichtigeren Termin! Meine Mutter erzählt folgendes über meine Geburt: „Nach der Spritze wurden die Wehen extrem heftig und mein Bein schmerzte sehr stark. Der Schmerz in meinem Bein überstieg den Schmerz der Wehen. Eine halbe Stunde später warst du da, und ich habe mich über dich gefreut!" Über meine Ankunft sagte sie: „Du warst ein Mädchen, und du warst wunderschön. Ich war stolz, glücklich und erleichtert, dass du ein Mädchen warst: Ich hoffte, dass du pflegeleichter sein würdest als dein umtriebiger großer Bruder. In der Nacht nach deiner Geburt wachte ich oft wegen Bauchschmerzen auf (Nachwehen genannt, die bei einem dritten Kind oft sehr schmerzhaft sind); ich tastete meinen Bauch ab und glaubte, dass ich noch in den Wehen lag. Als ich dich neben mir sah, ruhig in deiner Wiege schlafend, wurde mir klar, dass du schon geboren warst. Ich war glücklich und versuchte wieder einzuschlafen."

Das verlorene Paradies

Die Geschichte meiner Geburt ist schön, bis auf die Schmerzen im Bein meiner Mutter. Mama war glücklich, stolz und sie fand mich hübsch. Ich schlief ganz ruhig in meiner Wiege; ein Beweis dafür, dass für mich die Welt in Ordnung war!

Leider änderten sich die Dinge bald Danach. Sobald sie von der Entbindungsstation zurück nach Hause kam, verschlimmerte sich Mamas Zustand. „Meine Rückenschmerzen fühlten sich an, als ob sich mein Becken von der Wirbelsäule gelöst hätte", sagte sie. „Ich konnte dich weder aus deiner Wiege holen noch tragen." Sie stillte mich drei Monate lang, und dann riet ihr der Arzt, mich abzustillen, um die Probleme mit dem Kalziummangel nicht zu verschlimmern.

Meine Mama hatte noch ein anderes Problem: die sehr schwierige wirtschaftliche Situation des kleinen Bauernhofes. Wahrscheinlich wegen ihrer Dauerschmerzen und Existenzängste bekam sie wiederholt unberechenbare Wutanfälle gegen meinen Vater, machte ihm offene Vorwürfe, ohne Rücksicht auf die Anwesenheit ihrer drei Kinder. Ich habe von ihr nicht die Sicherheit bekommen, die jedes Neugeborene braucht. Schon als Baby begriff ich wahrscheinlich, dass meine Mutter eine unglückliche und kranke Frau war, die meine Hilfe brauchte. Spontan übernahm ich die Rolle der „kleinen Trösterin". So wurde ich gern in der Familie genannt, und ich war stolz darauf. Später organisierte ich mein Leben um aufeinanderfolgende Aufgaben herum und behielt dabei in meinem Unterbewusstsein die Erinnerung an die süße Zeit der Schwangerschaft. Ich fand das verlorene Paradies der neun Monate im Mutterleib jeden Abend ein wenig wieder, wenn ich mich in mein kuscheliges Bett zurückzog. Die Nächte waren ruhig und beruhigend. So gern ich schlafen ging, so ungern wachte ich am nächsten Tag auf. Morgens wollte ich nicht aufstehen, niemals. Ich zog die Ruhe der Nächte der Unsicherheit der Tage mit ihren möglichen neuen Konflikten vor. Ich war oft krank, hatte immer wieder Anginen mit Fieber. Ich gestehe, dass ich, abgesehen vom Schmerz beim Schlucken, die Privilegien schätzte, die mir dieser Zustand bescherte. Ich ließ mich gern von Mama verwöhnen, die mir sogar das Essen in mein Zimmer brachte. So konnte ich ungestört lesen und schlafen, ohne mich rechtfertigen zu müssen. Später, als Teenager und als Erwachsene, glaubte ich immer noch, dass es in meiner Natur lag, mehr Schlaf als meine gleichaltrigen Schulkameradinnen zu brauchen. Die Verpflichtungen des Lebens brachten es mit sich, dass ich mein Schlafbedürfnis leider nie befriedigen konnte, und ich habe gelernt, damit zu leben.

Dank der Teilnahme an mehreren therapeutischen Seminaren - darunter fiel eine Reise unter Hypnose - wurde mir endlich klar, dass mein extremes Schlafbedürfnis meine Weigerung zu leben widerspiegelte. Ich war 45 Jahre alt! Während andere in Drogen flüchten, zog ich mich in den Schlaf zurück, um meinen fötalen Zustand wiederzufinden.

Es ist, als hätte ich nicht akzeptiert, das Paradies der Schwangerschaft im liebenden Körper meiner Mutter verlassen zu müssen!

Nachdem ich das verstanden hatte, gewann ich von einem Tag auf den anderen täglich eine Stunde aktives Leben; seitdem genügen mir acht Stunden Schlaf, und ich stehe morgens ausgeruht auf, neugierig darauf, was der neue Tag mir bringen wird.

Ich hatte nie Angst vor sterben. Wie der Schlaf hatte der Tod eine positive, sanfte Anziehungskraft auf mich. Vielleicht hoffte ich unbewusst, auf ewig in den fötalen Zustand zurückzukehren.

Mein entspanntes Leben im Bauch meiner Mama hat weitere, diesmal positive Auswirkungen: Selbstverständlich habe ich meinen Zustand als schwangere Frau vom ersten bis zum letzten Tag genossen. Die sehr verbreitete schlechte Stimmung am Ende der Schwangerschaft habe ich nie gehabt. Viele hochschwangere Frauen haben zunehmende Beschwerden, werden ungeduldig und wollen einfach die Schwangerschaft los sein. Das habe ich nicht erlebt. Selbst als meine Kinder auf sich warten ließen, hatte ich weiterhin Freude an meinem bewohnten Bauch. Und das aus gutem Grund: Ich konnte aus eigener Erfahrung nachvollziehen, dass sie gerne im Paradies bleiben wollen und ich habe dieses Glück gerne mit ihnen geteilt!

In diesem Zusammenhang ist es nicht verwunderlich, dass ich mich für den Beruf der Hebamme entschieden habe: Ich hoffte, durch den Kontakt mit schwangeren Frauen dem verlorenen Paradies der Gebärmutter näherzukommen, und heute schreibe ich ein Buch, das im Wesentlichen vom Leben im Uterus handelt!

Kapitel 2.

Rund um das Thema Schwangerschaftsabbruch

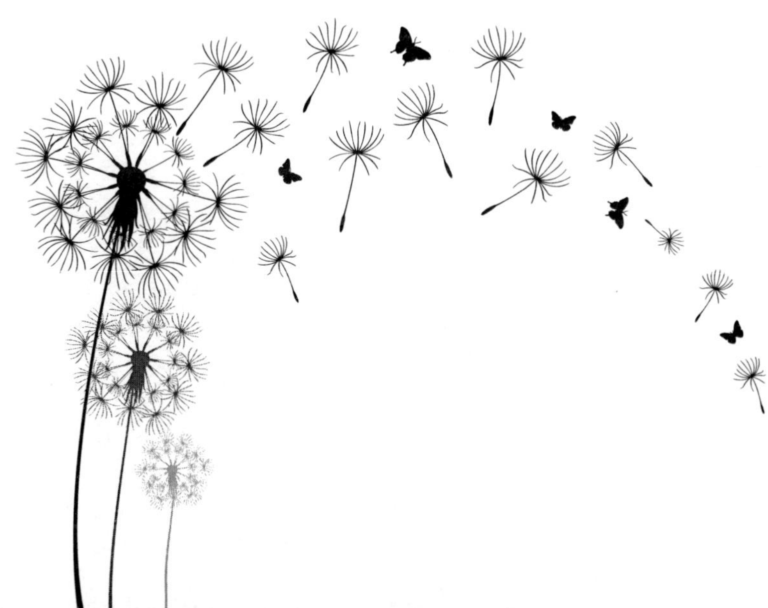

I. Kopf oder Zahl?

Das Kind zu behalten oder abzutreiben, ist eine Entscheidung, die oft an einem dünnen Faden hängt.

Sieben Geschichten laden uns ein, über die Freiheit der Frauen, die Rolle des Partners, den Platz des Kindes in unserer Gesellschaft, die Rolle der Eltern und die Vorstellung von Glück nachzudenken.

1. Sofie und ihre Mutter Anna: ein Beispiel für die Verzweiflung in der frühen Schwangerschaft.

„Ich bin schwanger!" erzählt mir Anna mit panischer Stimme! Das geht nicht. Ich bin froh, dass mit meinen beiden anderen Kindern alles gut läuft, aber ich kann kein weiteres Kind annehmen. Ich bin damit überfordert!

Die beiden Ältesten sind vier und sieben Jahre alt. Anna ist Hausfrau. Sie kümmert sich den ganzen Tag um die Kinder und den Haushalt eines großen Hauses. Ihr Mann arbeitet in der Schweiz und ist die ganze Woche abwesend. Anna erzählt von ihrer fragilen Psyche.

Sie hat das Gefühl, dass sie weder eine neue Schwangerschaft noch das Aufziehen von drei Kindern bewältigen kann. Jedes Mal, wenn sie zu mir kommt, ist sie aufgelöst und verzweifelt. Sie weint viel. Besonders in den ersten drei Monaten der Schwangerschaft sieht sie alles schwarz. Ich mache mir Sorgen um sie, aber die Tatsache, dass sie nachts gut schlafen kann, beruhigt mich; ich glaube nicht, dass sie selbstmordgefährdet ist. Jedoch alle meine Bemühungen, sie zu trösten und ihr Mut zu machen, bleiben vergeblich. Der einzige Grund, warum sie keine Abtreibung angeht, ist ihr christlicher Glaube. Ich höre ihr viel zu, ich bete für sie, ich verschreibe ihr pflanzliche Mittel, ich nehme sie in meine Arme, ich biete ihr viele Entspannungssitzungen an und lade sie dabei ein, sich in freudigeren zukünftigen Situationen zu visualisieren. Nach drei Monaten verbessert sich die Situation allmählich: Die depressive Stimmung lässt nach, und die Schwangerschaft läuft problemlos weiter. Anna ist aber immer noch nicht glücklich mit diesem Kind, das sich ohne ihre Zustimmung in ihr Leben gedrängt hat. Als die geplante Hausgeburt näher rückt, gewinnt die Angst die Oberhand. Anna äußert wieder folgende Gedanken: „Ich werde mich nicht um dieses Kind kümmern können, ich werde nicht gebären können. Ich habe Angst vor der Geburt, ich habe Angst vor dem Leben nach der Geburt. „Außerdem leidet Anna diesmal unter Schlaflosigkeit. Ich besuche sie fast täglich, und meine Kollegin bietet ihr Akupunktur-Sitzungen an. Mit Hilfe der Homöopathie, einigen Schlaftabletten, einer Familienhelferin, einem verständnisvollen und sehr geduldigen Ehemann halten wir alle so gut wie möglich die Situation im Griff bis die Wehen spontan einsetzen; zum Glück kurz vor dem geplanten Geburtstermin und nicht 10 Tage Danach! Anna klagt, weint, flucht ununterbrochen und wiederholt flehend, dass sie es nie im Leben schaffen wird. Eine Verlegung in die Klinik und eine PDA lehnt sie aber stur ab, denn sie hat ein Trauma von der Geburt ihres ältesten Sohnes, der per Kaiserschnitt geboren ist. Meine Kollegin und ich begleiten sie intensiv durch ihre Wehen: Massagen, Kräutertee, Akupunktur, Gesang, Geburtspool: wir stellen ihr all unsere Kunst zur Verfügung! Die Pressphase ist zum Glück kurz, und das Baby kommt ganz leicht heraus. Ein kleines Mädchen wird geboren, ein hübsches, gesundes und ruhiges Baby! Puh! Wir sind erleichtert. Wir betreuen die junge Mutter weiter intensiv. Der Mann kümmert sich drei Wochen lang um die anderen Kinder, die Frauenärztin verschreibt für acht Wochen eine Familienhelferin. Nach zwei Monaten stabilisiert sich die Situation, und Anna kann sich allein um das Baby und ihre beiden anderen Kinder kümmern. Ich treffe sie weiterhin ab und zu, und es freut mich zu sehen, dass es ihr gut geht. Als das Baby sieben Monate alt ist, gesteht Anna:

„Gisèle, wenn ich an meine dunklen Gedanken in der Schwangerschaft denke, schäme ich mich! Weißt du was: Mir geht es gut! Die Kleine ist bezaubernd und ich habe viel Freude mit den drei Kindern. Das Leben mit drei Kindern ist für mich überhaupt nicht schwierig, was ich selbst nicht fassen kann!"

Ich sehe Anna von Zeit zu Zeit wieder. Sie fühlte sich nie wieder deprimiert. Die Kinder schenkten ihr weiterhin Glück. Sie hat das „Ja" zu Sofie nie bereut.

2. Manon und das Kind ohne Vornamen

Als Manon schwanger wird, ist sie 19 Jahre alt und bereitet sich auf ihr Abitur vor. Die Affäre, die sie mit dem Vater des Kindes hatte, war ein kurzes Abenteuer, das sie beendete, bevor sie überhaupt feststellte, dass sie schwanger war. Der Mann, der von seiner Frau getrennt lebt, ist viel älter als sie und hat bereits zwei Kinder. Sie fühlt sich überhaupt nicht mehr zu ihm hingezogen und schließt jeden weiteren Kontakt zu ihm aus.

Ich treffe Manon zum ersten Mal einen Tag vor ihrem Abtreibungstermin. Die Schwangerschaft ist in der neunten Woche. Britta, ihre Mutter, hat sie ermutigt, Kontakt zu mir aufzunehmen und hat sie zu mir gefahren.

Ich kenne Britta gut und treffe sie regelmäßig privat. Ich war auch ihre Hebamme für die Geburt ihrer jüngsten Tochter, die gerade ein Jahr alt ist. Als sie mir das Geheimnis von der Schwangerschaft von Manon anvertraut, sagt sie mir, dass sie sich sehr wünsche, dass diese das Kind behält. Da Manon noch zuhause wohnt, kenne ich sie persönlich. Ich traf sie oft vor und nach der Geburt ihrer kleinen Schwester Suson. Sie hatte großes Interesse an der Schwangerschaft ihrer Mutter gezeigt und hatte sich sehr auf die Geburt der kleinen Schwester gefreut.

Sie hatte nach der Geburt darauf bestanden, sich zwei Wochen lang um die Hausarbeit zu kümmern. Ich habe gesehen, wie viel Freude sie an der Betreuung des Babys hatte, und sie hatte mir ihren Wunsch mitgeteilt, dass sie eines Tages selbst ein Baby bekommen möchte.

Manon ist eigentlich das zweite Kind von Britta; Ihre 18 Monate ältere Schwester Steva starb bei der Geburt, sodass Manon als Einzelkind aufwuchs, allein mit ihrer Mutter, da sich die Eltern trennten, als sie vier Jahre alt war. Sie besucht regelmäßig ihren Vater, der keine anderen Kinder hat. Britta tut es leid, dass Manon als Einzelkind mit einer alleinerziehenden Mutter leben musste. Das entspricht nicht ihrer Vision einer idealen Familie, und sie erwähnt oft die vielen Kinder, die sie noch gernhaben möchte! Mit 42 Jahren hat sie ihren neuen Partner gefunden, und alle haben sich sehr über die Geburt von Suson gefreut.

Dies ist die familiäre Situation von Manon, als sie schwanger wird: Ihre Mutter und deren Partner Michael haben gerade geheiratet, ihr Baby ist erst ein Jahr alt und das Paar möchte am liebsten ein weiteres Kind haben, was, realistisch gesehen, ein Traum bleiben wird, da Britta jetzt 45 Jahre alt ist. Als ich erfahre, dass Manon schwanger ist, denke ich naiv, dass dieses Baby wie vom Himmel fällt. Ich bin sicher, dass Michael und Britta es willkommen heißen und Manon gut unterstützen werden. Ich fange an zu träumen: Die beiden Babys werden nur zwei Jahre auseinander sein und werden als Geschwister zusammen aufwachsen können. Nach ihrem Abitur könnte Manon ihre Elternzeit genießen, um ihr Baby zu stillen und zu versorgen, bis sie eine geeignete Ausbildung findet. Später könnte sie das Baby während des Studiums ihrer Mutter und dem Stiefvater überlassen. Sie könnte ihr jugendliches Leben mit minimalem Stress leben. Je nach Entwicklung ihres Lebenssituation könnte sie entweder weiter in der Nähe ihres Kindes und ihrer Familie leben oder sie könnte es in „Vollpension" bei ihrer Mutter und dem Stiefvater lassen, die sich sicherlich darüber freuen würden. Das Baby würde in einer glücklichen Familieneinheit aufwachsen; es hätte keinen Mangel an mütterlicher Liebe oder Aufmerksamkeit und würde Britta und Michael nicht belasten, da sie sich selbst so sehr mehrere Kinder gewünscht haben. Ich kenne Britta gut genug, um zu glauben, dass sie ihre Tochter bei dieser Entscheidung unterstützen würde.

Nun aber zurück zur Sprechstunde: Manon ist voller Zweifel. Sie hat nur noch 24 Stunden Zeit, um zu entscheiden, ob die Abtreibung wirklich die richtige Entscheidung ist. Sie kommt schon weinend in die Praxis. Ich frage nach den Gründen für ihre Entscheidung, die Schwangerschaft abzubrechen. Sie erklärt mir, dass sie nichts mehr mit dem Vater des Kindes zu tun haben will, von dem sie sich getrennt hat, bevor sie überhaupt erfuhr, dass sie schwanger war. Dann sagt sie zu mir: „Ich wusste immer, dass ich, wenn mir so etwas passiert, die Schwangerschaft fortsetzen würde."

Ich muss staunen und selbstverständlich frage ich: „Warum willst du dann abtreiben?"

Als Antwort gibt sie mir zwei Argumente:

„Erstens, Ich bin sehr müde. Ich habe Anämie. Mein Hämoglobinspiegel ist bei 9 (die Norm liegt zwischen 12 und 14).

Zweitens, Ich habe mich vom Vater getrennt. Er hat selbst zwei Kinder und lebt getrennt von seiner Frau."

Ich frage Manon, ob dieser Mann bereit wäre, zu seiner Vaterschaft zu stehen. Sie sagt mir, dass er es tun würde, und es scheint sie nicht zu irritieren. Also verstehe ich, dass sie mit ihm über die Schwangerschaft gesprochen hat.

Manon erzählt mir weiter, dass sie ihrem eigenen Vater, der Arzt ist, nichts von dieser Schwangerschaft erzählt hat, denn für ihn hat die berufliche Zukunft seiner Tochter absolute Priorität. Seit sie von der Schwangerschaft erfahren hat, hat sie absichtlich vermieden, ihn zu treffen. Sie hört ihn schon sagen: „Zuerst musst du dein Studium beenden!" Sie ist sicher, dass er sie ermutigen würde, eine Abtreibung vorzunehmen.

Ich bitte Manon, mir die anderen Argumente zu nennen, die für einen Schwangerschaftsabbruch sprechen. Sie wiederholt: „Es passt nicht", in einem Tonfall, der so wenig überzeugend ist, dass ich sie darauf hinweise: „Du scheinst nicht so sicher zu sein, dass es nicht der richtige Zeitpunkt für eine Schwangerschaft ist, oder?"

Daraufhin sagt sie zu mir, ein wenig verärgert:

„Ich war letzte Woche bei Pro Familia. Ich habe meine Geschichte erzählt, aber dort habe ich nicht so geweint wie heute! Die Beraterin hat mir gesagt:

„Sie sind sich sicher und im Klaren mit Ihrer Entscheidung". Daraufhin hat sie das Formular ausgefüllt, das es mir ermöglicht abzutreiben und hat es mir gegeben. Das Gespräch hat insgesamt 15 Minuten gedauert."

Manon lässt mich indirekt verstehen, dass ihr Verhalten abhängig von der Person ist, mit der sie es zu tun hat. Sie ist überrascht, dass sie bei mir so verzweifelt ist und weinen muss, während sie bei Pro Familia sich sehr sicher war, dass die Schwangerschaft abzubrechen die einzige richtige Entscheidung ist. Dieses Beispiel zeigt, dass die Freiheit der schwangeren Frau, über die viel gesprochen wird, sehr relativ ist.

Ich schlage Manon vor, eine mentale Reise zu machen, um ihrem Baby näher zu kommen. In einem zweiten Schritt schlage ich vor, dass sie sich in die Zukunft projiziert, indem sie sich zuerst ihr Leben ohne ihr Baby vorstellt und dann eine imaginäre Reise mit dem Baby macht; diese Reise soll ihr helfen, die Situation mit etwas Abstand anzugehen und sich ihrer tiefen Gefühle bewusst zu werden.

Nach einigen Atemzügen zur Einleitung der Entspannung beginnt die Sitzung:

Ich schlage ihr vor, in ein Boot zu steigen und in See zu stechen. Ich ermutige sie, ihr gewohntes Territorium, d.h. die Schule, ihren Job, ihren Ex-Partner mit seinen Kindern und ihre eigene Familie zurückzulassen. Ich spüre bei Manon eine große Müdigkeit, fast eine Erstarrung, also schlage ich ihr vor, sich im Boot schlafen zu legen. Die sanften Wellen und das Plätschern des Wassers wiegen sie in den Schlaf. Ich mache einige Minuten Pause in der Erzählung, um ihr Zeit zu lassen, sich zu erholen; dann, immer noch auf der mentalen Reise, gebe ich ihr den Hinweis, sanft aufzuwachen, zu den Rudern zu greifen und zur Babyinsel zu rudern. Dort angekommen ermutige ich sie, aus dem Boot zu steigen und es an den Sandstrand zu ziehen. Ich sage ihr, dass das Baby oben auf der Insel auf sie wartet. Ambivalent und zögernd zieht Manon es vor, zurückzukehren. Sie steigt wieder ins Boot. „Mama!", ruft das Baby. Erschöpft bricht Manon am Sandstrand zusammen. Sie ist „fix und fertig". Manon die Starke (diejenige, die die Energie hat, zum Kind „ja" zu sagen) nimmt die schwache Manon an die Hand. Manon läuft wie eine Schlafwandlerin die Strecke hoch bis zu einer Wiese oben auf dem Hügel, wo ihr Baby auf sie wartet. Sie legt sich erschöpft ins Gras, die Augen geschlossen. Das Baby krabbelt auf allen Vieren zu ihr. Nah beieinander schlafen beide ein. An dieser Stelle der Sitzung bleibe ich still und warte. Die negative Energie verschwindet plötzlich. Manon kommt mit dem Kind in Kontakt. Es überrascht sie; sie öffnet die Augen, als wolle sie mich fragen, was los ist. Ich sage zu ihr: „Du musst gar nichts tun. Lebe einfach den gegenwärtigen Moment als ein Geschenk, lass einfach die Liebe fließen." In diesem Moment Fließen Große Tränen über Manons Backen. Ich frage sie: „Hat es Haare?"

Berührt antwortet sie mit einer ruhigen Stimme: „Ja, sie sind schwarz."

Manon, die kurz ein Bewusstsein für ihr Kind erhalten hat, wird sich jetzt in die Zukunft projizieren können und spüren, wie es sich nach der Abtreibung anfühlen wird. Aus Rücksicht auf ihre Absicht abzutreiben, lasse ich nicht zu, dass sie länger mit ihrem Baby in Kontakt bleibt und erkläre ihr die Spielregel für den weiteren Verlauf der Sitzung:

„Jetzt ist es an der Zeit, die Insel und das Baby zu verlassen, in deine Welt zurückzukehren und zu spüren, was in dir vor sich geht. Ich werde konkrete Situationen in deinem Leben nennen und dir Zeit geben, dich selbst dabei zu visualisieren:

- Du steigst allein ins Boot, ohne Kind ...
- Die Herbstferien sind vorbei. Du siehst dich in deinem Klassenzimmer, sitzt an deinem Pult. Du bist nicht mehr schwanger...
- Du siehst dich zu Hause mit deiner kleinen Schwester spielen..."

Manon unterbricht mich abrupt: „Ich glaube nicht, dass ich ohne das Kind leben kann!" sagt sie mit sicherer Stimme. Und damit wacht sie richtig auf und setzt sich munter aufs Sofa. Ihre Wangen haben wieder Farbe bekommen.

Wir blättern gemeinsam im Schulkalender und sie erklärt mir, dass die Termine für die Prüfungen fürs Abitur zum Glück im April und Mai geplant sind. Manon ist zuversichtlich: Sie denkt, dass es durchaus machbar sein wird, es vor der Geburt Ende Juni zu schaffen. Die schriftlichen Prüfungen finden zum Glück mit einem guten Abstand zur Geburt statt. Für die letzte Prüfung, die im Mai stattfinden soll, beruhigt mich Manon: „Ich mache mir keine Sorgen um die mündliche Prüfung; ich habe nur ein Fach, in dem ich sehr gute Noten habe; ich muss nicht einmal dafür lernen". Sie fügt noch hinzu: „Ich habe Glück. Ein anderes Mädchen in der Parallelklasse ist schwanger, ihr Geburtstermin fällt schon um die Weihnachtszeit. Sie wird wahrscheinlich nicht in der Lage sein, ihre Prüfungen zu bestehen."

Nach der Sitzung bin ich sicher, dass Manon ihr Baby behalten wird.

Ein paar Wochen später erfahre ich, dass sie abgetrieben hat, nachdem sie ihren Vater besucht hat.

Ich frage mich, warum die Stimme ihres Vaters mehr Einfluss auf ihre Entscheidung hatte als die ihrer Mutter und als die ihres eigenen Herzens. Erst später verstehe ich, dass ihre Mutter aus Respekt für die freie Wahl ihrer Tochter eine weit verbreitete neutrale Haltung eingenommen hatte. Sie meinte ihrer Tochter zu helfen, indem sie ihr ihre Unterstützung versprach, ganz gleich, wie sie sich entscheiden würde. Sie hatte mir anvertraut, dass sie sich sehr auf das Kind freute, hatte es aber ihrer Tochter gegenüber nie so geäußert!

Ich bin sehr traurig für Manon, für Suson, für Britta, Michael und für die ganze Welt.... Wir müssen auf einen Mozart verzichten, aus welchen Gründen?

Ich mache mir Sorgen um Manon: „Wird sie genug Energie haben, um sich auf ihre Prüfungen ohne Baby vorzubereiten?"

Wenn unsere Gesellschaft an das Wort „Kind" denkt, assoziiert sie schnell „kleine Menschen, die Zeit, Energie, Schlaf und Geld rauben". Sie vergisst, wie viel Energie, Lebenskraft und Motivation ein Baby geben kann, besonders während der Schwangerschaft. Ich mache mir wirklich Sorgen um Manon, die ich glücklich sehen möchte. Wird eine Frau wie sie, die einen tiefen Wunsch mit sich trägt, Mutter zu sein, nach einem Schwangerschaftsabbruch glücklich leben können?

Manon drei Jahre später:
Sie hat ihr Abitur bestanden. Dann jobbte sie zwei Jahre lang in einer ziemlich desolaten Stimmung, ohne sich entscheiden zu können, welches Studium sie anfangen sollte. Schließlich schrieb sie sich an einer Universität für Tourismus ein und zog in eine andere Stadt.

Jedes Mal, wenn ich ihre Mutter Britta nach ihrer großen Tochter frage, wiederholt sie: „Nicht so gut".

Seit diesem Abbruch ist es, als würde eine anhaltende große Wolke über der Familie schweben. Michael ist lange Zeit arbeitslos, Mama Britta ist ausgebrannt, und die finanzielle Situation der Familie ist schwieriger geworden. Manon ist depressiv und Suson langweilt sich zuhause als „Einzelkind".

Wer hat dabei etwas gewonnen?

Als Schuldige für die Situation werden die wirtschaftliche Krise, die schwierigen Kollegen oder die psychischen Probleme des/der einen oder anderen genannt. Über das fehlende Kind wird nie gesprochen. Ich muss oft an den kleinen Jungen mit den schwarzen Haaren denken. Hätte er leben dürfen - da bin ich mir ziemlich sicher – dann wäre das Familienbarometer stabiler auf der Sonnenseite geblieben.

Familiennachrichten fünf Jahre später.
Suson ist sechs Jahre alt und langweilt sich immer noch. Michael hat immer noch keine Stelle gefunden. Britta ist oft erschöpft, und die finanzielle Situation ist noch schwieriger geworden. Um aus dieser düsteren Situation herauszukommen, überlegen Britta und Michael ernsthaft, ein Pflegekind aufzunehmen. Britta ist der Meinung, dass dieses Kind am besten etwas jünger als Suson sein sollte, um ein Konkurrenzgefühl zu vermeiden. Ich traue meinen Ohren nicht! Es ist bestimmt eine gute Idee und ich bezweifle nicht, dass das Kind seinen Platz in der Familie finden wird. Aber es erinnert mich zu sehr an das verschwundene Kind: Dieses Kleine wird gesucht und fehlt überall! Das Kind, das aufgenommen wird, wird es nicht ersetzen können.

Während ich für die Redaktion meines Manuskripts über das Kind im Mutterleib weiter forsche, versuche ich per SMS Kontakt mit Manon aufzunehmen. Ich möchte gern wissen, wie sie nach zehn Jahren die Dinge sieht. Sie ruft mich sehr bald zurück und freut sich, mit mir sprechen zu können. Sie macht seit einigen Monaten eine Therapie und ist offen für meine Fragen. Ich höre ihr zu:

Über das Thema Beziehung zu ihrer Mutter.
Seit sechs Jahren lebt Manon in einer großen Stadt, weit weg von ihrer Familie. Sie besucht ab und zu ihre Mutter und Suson. Die Beziehung zu ihrer Schwester ist gut. Sie sagt: „Mit meiner kleinen Schwester ist es die große Liebe!“ Die Beziehung zu ihrer Mutter ist komplizierter. Manon findet, dass ihre Mutter ihr nicht genügend Aufmerksamkeit schenkt, und sie erzählt mir verärgert folgende Anekdote: „Meine Mutter hat das Studio, in dem ich wohnte, als ich noch bei der Familie lebte, an ein junges Paar mit einem zweijährigen Kind vermietet. Als ich vor zwei Monaten extra von Köln (400 km) zu meiner Mutter anreiste, betreute sie gerade diesen kleinen Jungen. Die ganze Zeit, sowohl auf dem Spaziergang als auch beim Mittagessen in der Wirtschaft, kümmerte sie sich nur um ihn. „Der arme Kleine“, sagte sie, „brauchte sie so sehr! Sie trug ihn die ganze Zeit im Tragetuch.“

Manon ist der Meinung, dass ihre Mutter sie während ihrer Schwangerschaft nicht genug unterstützt hat. Sie fühlte sich sehr einsam. Alles, woran sie sich erinnern kann, ist, dass sie ihr gesagt hat, es sei ein schlechter Zeitpunkt, um schwanger zu sein, nicht, dass sie sich eine Fortsetzung der Schwangerschaft wünschte.

Manon spricht über die Trennung ihrer Eltern.
„Beim ersten Mal, als sie sich trennten, war ich vier Jahre alt. Später kamen sie wieder zusammen. Als ich elf Jahre alt war, trennten sie sich endgültig.“ Vor kurzem hat ihre Mutter ihr etwas offenbart, was ihre Existenzschwierigkeit erklären könnte: „Vielleicht konnte ich dir die Liebe, die du gebraucht hättest, nicht geben, weil ich zu viel von deinem Vater in dir gesehen habe.“

Sie spricht über ihre älteste Schwester Steva, die als Baby bei der Geburt starb. Manon ist 16 Monate später geboren. Ermutigt von ihrer Mutter konsultierte sie eine Heilpraktikerin, die sich auf Familienaufstellungen spezialisiert hatte. Diese Frau gab ihr eine neue Spur, die ihren seelischen Zustand erklären könnte. „In meinem Kopf könnte es ein Durcheinander zwischen meiner Schwester und mir geben. Die Therapeutin sagte mir, dass ich die Seele meiner Schwester in mir trage, weshalb ich so schwer mein „Ich" finden würde." [5]

Manon, ihr Vater und die Abtreibung.
„Zuerst wollte ich nicht mit meinem Vater reden, weil ich wusste, dass er gegen eine Schwangerschaft sein würde. Ich habe es geschafft, ihn zwei Monate lang nicht zu sehen. Ich traf ihn schließlich kurz vor dem Abtreibungstermin." (womöglich gleich nach dem Termin bei mir)

Er brauchte mir nichts zu sagen. Ich war in einem so miserablen Zustand, dass ich nicht verbergen konnte, dass etwas mit mir nicht stimmte. Ich schuldete ihm eine Erklärung. Ich sagte ihm, dass ich schwanger sei, aber selbst die Verantwortung tragen würde und versicherte ihm, dass ich alle notwendigen Schritte unternommen hätte, um die Dinge so schnell wie möglich zu regeln. Er konnte es so lassen und fragte mich nichts weiter."

Manon erzählt mir, dass ihr Vater eine wichtige Rolle in ihrem Leben gespielt hat. Ich verstehe, dass es für Manon wichtig war, ihren Vater nicht zu enttäuschen. Sie wollte die Wertschätzung, die er für sie hatte, um jeden Preis bewahren. Sie konnte es nicht aufs Spiel setzen, seine Liebe zu verlieren.

Sie erzählt mir, dass sie sich als Gymnasiastin manchmal mitten am Tag in der Stadt schnell umzog, kurz bevor sie ihn traf, um sich als das schicke und attraktive junge Mädchen zu präsentieren, das er von ihr erwartete.

Wie erklärst du deine Entscheidung zur Abtreibung?
„Ich habe vieles verdrängt. Ich erinnere mich vage an die Sitzung in deiner Praxis, bei der du mich auf eine Reise in die Zukunft mit-

genommen hast. Ich habe viel unterdrückt. Ansonsten erinnere ich mich an nichts.“ (Manon scheint sich nicht an die Sitzung zu erinnern und kann nichts darüber sagen). Sie erzählt weiter:

„Ich hatte solche Schmerzen, als ich schwanger war. Ich hatte sogar schon etwas Milch. Ich habe viel geweint. Es war eine zu schwierige Situation für mich. Ich habe mit niemandem gesprochen.“

Wie war die Zeit nach der Abtreibung? Wie konntest du das alles „verdauen“?

Schweigen. Manon erhielt nach der Abtreibung keine psychologische Unterstützung.

Wie war's mit der Abtreibung selbst?

„Es war schrecklich, in einer Scheißklinik: in einer Wohnung in einem Hochhaus. Es gab einen Raum für die Rezeption, einen Raum für die Eingriffe und einen dritten Raum mit einem Klappbett, das für die Vorbereitung und die Ruhezeit nach der Ausschabung da war. Es warteten viele Mädchen. Eins von ihnen war 15 Jahre alt und lachte. Wir wurden gebeten, uns auszuziehen. Ich lief halbnackt zum Operationstisch. Danach blieb ich eine Weile auf dem Klappbett liegen; man brachte mir dann einen Tee, und kurz Danach verließ ich die Wohnung.

Vor kurzem erfuhr ich, dass eine Freundin schwanger war, und ich freute mich für sie. Später hörte ich, dass sie in der gleichen Klinik wie ich abgetrieben hatte. Schrecklich!

Die zwei Jahre nach dem Abitur habe ich mit Minijobs etwas Geld verdient.“

Was ist mit deinem Studium?

„Nach acht Semestern an der Uni habe ich mein Studium abgebrochen. Ich habe keine anerkannten Abschlüsse. Danach habe ich eine kaufmännische Ausbildung gemacht und habe jetzt eine Stelle in der Immobilienbranche angenommen. Mit diesem Job verdiene ich gerade genug, um davon zu leben, aber es füllt mich nicht aus."

Und auf der Beziehungsebene?
„Ich war vorsichtig mit meinen Beziehungen und hatte Schwierigkeiten, einem Mann zu vertrauen. Vor sechs Jahren verliebte ich mich. Allmählich hörte ich auf, Angst zu haben und dachte, er sei der richtige Partner für mich. Ich stellte ihn zu Hause vor; ich hätte gern ein Kind von ihm gehabt und wünschte mir, dass wir heiraten. Aber als ich anfing, übers Heiraten zu sprechen, wurde er immer distanzierter, was ich mir nicht erklären konnte. Er war Perser. Wir kannten uns seit drei Jahren, als ich erfuhr, dass er im Iran verheiratet ist und bereits ein Kind hatte. Das war ein schrecklicher Schock für mich. Zuerst versuchte ich ihn zu entschuldigen und die Situation zu verdrängen.... Ich konnte mich von dem Schock nicht erholen und musste zur Behandlung, in einer Klinik gehen. Seitdem gehe ich zweimal pro Woche zu einer Therapeutin.

Ich bin 29 Jahre alt und suche ständig nach mir selbst.
Ich fühle mich einsam.
Ich habe weder ein Kind noch einen festen Partner.
Auch mein soziales Umfeld ist begrenzt.
Ich fühle mich wie eine Puppe, die versucht zu funktionieren.
Ich frage mich: Kannst du noch lieben? Kannst du geliebt werden?
Ich würde gerne Mutter werden, aber ich habe Angst davor.
Einmal war ich wieder schwanger (der Test war positiv), und ich hatte eine spontane Blutung. Ich hatte Angst. (Sie sagt nicht, wovor.)
Ich möchte einen Sinn für mein Leben finden.
Wenn du eine Idee hast, wie ich mich in irgendeiner Weise nützlich machen könnte, ruf mich an."

Was für eine traurige Geschichte! Zu keinem Zeitpunkt erwähnt Manon, dass die Abtreibung zu ihrem Unbehagen beigetragen haben könnte. Es ist nicht einmal sicher, ob sie das Thema mit ihrem Therapeuten besprochen hat. Kein Wunder, dass es ihr nicht besser ging.

Wenn ich an Manon denke, sehe ich ein außergewöhnlich hübsches und fröhliches junges Mädchen, mit einem runden Gesicht, schönen langen blonden Haaren und funkelnden braunen Augen. Ich wünsche mir, dass sie bald wieder Lebensfreude empfindet. Bei ihrem Wettlauf zum Glück möchte ich ausrufen: Was für eine Zeitverschwendung und unnötiges Leiden! Ich muss an das Buch von Pius Stössels [22] *Myriam, weinst du?* denken, das über das Leiden einer Mutter nach dem Verlust ihres Kindes spricht.

3. Lilli oder die Geschichte einer Überraschungsfee

Lilli gehört zu diesen „Überraschungsbabys", die sich ganz unauffällig in eine Familie hineinzuschleichen wissen! Es ist, als hätte Lilli mit ihrer kindlichen Stimme, die sie bis zu ihrem zwanzigsten Lebensjahr behalten hat, gesagt: „Hier bin ich! Und ich habe vor, hier zu bleiben!"

Als Lilli sich ankündigt, haben ihre Eltern Francisca und Peter gerade beschlossen, das Kapitel Babys abzuschließen. Sie sind stolz auf ihre vier Kinder im Alter von neun, elf und fünfzehn Jahren. Die Kinder sind nun selbstständig geworden; so haben die Eltern vor, endlich ihre wohlverdiente neue Freiheit zu nutzen. Ihr Leben als junges Paar wurde schnell durch die erste Zwillings-Schwangerschaft aufgerüttelt. Bei der Geburt der beiden Jungen war Francisca gerade mal 19 Jahre alt. Einige Jahre später vervollständigten noch zwei Mädchen die Familie. Neun Jahre später ist die Zeit von Windeln längst vorbei! Die Familienplanung ist abgeschlossen – da sind sie sich sicher. Francisca, die 15 Jahre zuvor ihr Studium wegen der Kinder abgebrochen hatte, möchte jetzt eine neue Ausbildung anfangen. Peter, der um die Fünfzig ist, beschließt, eine Vasektomie durchführen zu lassen. Als verantwortungsbewusster und solidarischer Partner möchte er seiner Frau eine Alternative zur Pille anbieten, damit sie bis zum Ende ihres fruchtbaren Lebens, das noch weitere fünfzehn Jahre dauern kann, nicht unnötig viele Hormone einnehmen muss.

Der Eingriff, der als sicher gilt, gelingt bei ihm leider nicht, aber der Arzt will seinen Fehler nicht eingestehen. Bei der dritten Nachuntersuchung beruhigt er Peter und versichert ihm, dass das wenige und kaum bewegliche Sperma, das unter dem Mikroskop noch zu sehen ist, unmöglich eine Schwangerschaft verursachen kann. Vorsichtshalber beschließt Francisca, die Pille weiter zu nehmen und geht zum Frauenarzt, um eine neue Packung zu bekommen, weil sie keine mehr hat. Es ist aber zu spät! Ein paar Tage ohne Pille haben gereicht, dass sich Lilli in die Familie einschleichen kann!

In diesem Kontext ist es verständlich, dass Peter wütend ist. Er hat den Eindruck, dass der Arzt sich über ihn lustig gemacht hat. Nein! Diese Schwangerschaft kann er unmöglich akzeptieren. Wenn er an sein Alter denkt, die Sorgen, die ihnen die Jungs als Teenager bereiten, die wirtschaftliche Situation und vieles andere, dann weiß er definitiv, dass das zu viel für ihn ist. Es ist zu dumm, es ist zu unfair, so etwas hat er nicht verdient!

Ich erinnere mich an Franciscas Anruf: „Gisèle, ich bin schwanger. Kann ich zu dir kommen?“

Ich kenne meine Freundin gut. Ich weiß, wie gern sie Kinder hat; sie macht gerade eine Ausbildung (ausgerechnet!) als Geburtsvorbereiterin und Geburtsbegleiterin. Als Hebamme finde ich es spannend, dass meine Freundin schwanger ist! Ich freue mich sehr auf dieses Baby. Während ich auf sie warte, bereite ich ein erstes Geschenk vor: Niedliche kleine handgestrickte Schühchen. Waren sie blau oder waren sie rosa? Ich habe es vergessen, aber ich erinnere mich, dass sie meine mütterlichen Gefühle berührten.

Als Francisca ankommt, sagen ihre Augen voller Tränen und ihre unglückliche Miene, dass es ihr nicht gut geht... Ich lasse die Schühchen unauffällig hinter meinem Rücken verschwinden, sie rollen sich zusammen und verkriechen sich kleinlaut unter einem Kissen!

„Ich will nichts von dieser Schwangerschaft wissen!" sagt mir Francisca, die zugleich in Tränen ausbricht. „Seit neun Jahren haben wir alles getan, um eine neue Schwangerschaft zu vermeiden, und die Entscheidung für eine Vasektomie sollte die Baby-Saison endgültig abschließen. Wir haben es nicht verdient, dass uns so etwas geschieht."

Sie erzählt mir ausführlich die unglaubliche Geschichte dieser Schwangerschaft.

Ja, du kleine Prinzessin! Du bist durch eine geheime Tür ins Leben getreten, du hast deinen Vater, den Arzt, deine Mutter und all die wohlmeinenden Menschen schön hereingelegt! Was für ein Schock für deine Eltern, besonders für deinen Vater, einen reifen Mann, der in seinem sozialen Beruf eine Leitungsposition und mehrere Mitarbeiter hat.

Peter und Francisca haben nur einen einzigen Wunsch: Dass die Blutung zurückkehrt und dass sie diesen dummen Witz vergessen!

Peter fühlt sich auf einmal sehr alt, zu alt, um die neuen Aufgaben zu schultern, die auf ihn zukommen wollen.

„Du hast die Wahl zwischen Leben und Tod", sagt das fünfte Buch Moses (Bibel).

Zurück zu Francisca:

Die Nachricht von dieser Schwangerschaft ist für sie ein Schock, und sie ist verzweifelt. Ich höre ihr mit Respekt und Mitgefühl zu. Ihr Ärger und ihre Verwirrung sind gerechtfertigt. Ich versichere ihr, dass ich gut nachvollziehen kann, dass sie nicht schwanger sein möchte und sage zu ihr:

„Ich verstehe, dass du dir wünschst, du wärst nicht schwanger! Aber jetzt stellt sich die Frage nicht mehr, ob du schwanger sein möchtest oder nicht: Das Baby ist da! Du bist nicht mehr in einer Verhütungssituation - du bist schwanger."

Den Schock einer ungeplanten Schwangerschaft habe ich selbst erlebt: Was hätte ich damals nicht getan, um einfach meine Periode zurückzubekommen! Ein Geschlechtsverkehr, eine verzögerte Menstruation, ein positiver Schwangerschaftstest reichen für eine Frau, die nicht damit rechnet, nicht aus, um zu verinnerlichen, dass sie ein Kind in sich trägt. Für Francisca, wie für jede Frau in dieser Situation, geht es einfach nur um die Periode, die zurückkommen soll! Sie kann mental ihre Aufmerksamkeit auf eine fast zwanghafte Weise nur auf die Rückkehr der Menstruation richten.

Ich sichere meiner Freundin meinen Beistand zu, wie auch immer sie und ihr Mann sich entscheiden werden.

Ich schlage ihr vor, unter Entspannung eine innere Reise zu unternehmen, um ihrem Baby, von dem sie im Moment nichts zu wissen scheint, näher zu kommen. Der Zweck einer solchen Sitzung ist es, den Eltern zu helfen, den Schock zu überwinden und ihnen zu ermöglichen, die Situation mit etwas mehr Abstand „zu betrachten". Sie können dann ihre Entscheidung mit einem klareren Verstand treffen.

Francisca ist mit solch einer „inneren Reise" vertraut, weil sie bereits in einer anderen Situation davon Gebrauch gemacht hat. Mein Vorschlag wirkt wie ein Riss in ihrer Wand der absoluten Negation der Realität eines Kindes. Sie berichtet mir später, dass allein die Idee dieser Sitzung ihr schon dazu verholfen hat, sich mit der Realität des unerwünschten Gastes auseinanderzusetzen. Um ihrem Baby näher zu kommen, hat sie weder meine Anregungen noch mein Sofa benötigt; sie hat die Reise allein gemacht. Ihr mütterlicher sechster Sinn hat ihr geholfen, sich allmählich ihrem Kind zu nähern.

So weit ist sie aber in der ersten Woche noch nicht. Drei Tage nach unserem Treffen sucht das Paar Hilfe bei Pro Familia, der Beratungsstelle für Frauen und Paare, die wegen einer ungeplanten Schwangerschaft in Schwierigkeiten sind. Die Beraterin hört dem Paar einfach zu. Sie stellt keine Fragen; weder hinterfragt sie die Entscheidung, noch erwähnt sie möglichen Alternativen zu einer Abtreibung. Die Eltern sind enttäuscht und fühlen sich Danach genau so hilflos wie vorher.

Francisca, die sich immer noch in einem Schockzustand befindet, ist nicht in der Lage, eine Entscheidung zu treffen.

Einige Wochen vergehen und das Kind wächst weiter „diskret, aber sicher" in ihrem Bauch heran. Nach den ersten sehr „dunklen" Tagen gewöhnt sie sich immer mehr daran, schwanger zu sein. Sie fängt sogar an, es ein wenig zu genießen. Sie braucht noch zwei oder drei Wochen, bis das Gefühl der vollen Akzeptanz ankommt. Und was für eine Freude Danach! Einige Monate später vertraut sie unserem Frauenkreis mit Humor an: „Als ich zwischen 10 und 13 Jahre alt war und nach meinem Traumberuf gefragt wurde, antwortete ich immer, ohne nachzudenken: „Mama"! Wir lachen und klatschen!

Peter hingegen braucht mehr Zeit, um sich mit der Situation abzufinden; es ist, als sei die Schwangerschaft für ihn körperlich schmerzhafter als für seine Partnerin: Er leidet unter einem starken Hexenschuss, den er erst gegen Ende der Schwangerschaft loswird. Um seine schlechte Laune noch zu verstärken, informieren ihn zwei Kolleginnen, enge Mitarbeiterinnen, dass sie schwanger sind und bald ihre Arbeitsstelle aufgeben werden. Neben den zusätzlichen Aufgaben zu Hause wird Peter auch die Arbeit der abwesenden Kolleginnen kompensieren müssen: Man könnte glauben, dass das Schwangerschaftsvirus ansteckend ist! Er ist wütend auf all diese runden Bäuche!

Später reißt er sich zusammen und zeigt sich als vorbildlicher Partner und Vater.

Der Rest der Geschichte, 18 Jahre später:

Die Geschichten der „überlebenden" Kinder sind sicherlich nicht immer so einfach, aber Lillis Geschichte ist es wert, erzählt zu werden. Das Kind ist groß geworden, verwöhnt von allen. Bis heute ist Lilli ein Sonnenschein für ihre Eltern, Geschwister und viele andere. Die Prinzessin feiert heute ihren 18. Geburtstag! Ich bin ihre Patin und als ich ihre Geschichte aufschreibe, bin ich im Zug, auf dem Weg zu ihr. Sie wird mich mit ihrem brandneuen Führerschein am Bahnhof abholen.

Zurück zu den ersten Monaten im Uterus:

- Die Schwangerschaft war unkompliziert, und Francisca hatte viel Freude daran, das Baby in ihrem Körper zu tragen.
- Wie eine Hilfe, um sich nicht als „Ausnahme“ zu fühlen (älterer Vater, ungewollte Schwangerschaft, fünftes Kind) kommen mehrere Freundinnen gleichzeitig in die gleiche Situation!
- Zum ersten Mal kann Francisca zu Hause gebären, was ein alter Traum von ihr war, und die Geburt verläuft sehr gut. Sie gebärt in der Hocke in ihrem Wohnzimmer, unterstützt von ihrem Mann. Nette Geste vom Himmel: Zum Zeitpunkt der Geburt weht der Wind die morgendlichen Regenwolken weg und die Sonne sendet ihre schönsten Strahlen auf das Baby.
- Peter ist wieder gesund, und seine kleine Tochter trägt dazu bei, dass er in Form bleibt. Nach seiner Pensionierung läuft er den Jakobsweg (über 1000 km) in Rekordzeit und beginnt ein neues Hobby: Drachenfliegen!
- Die Geschwister nehmen die kleine Schwester mit Begeisterung auf. Sie betreuen Lilli gern. Katy, die 9jährige Schwester, entscheidet sich bewusst dazu, zu Hause wohnen zu bleiben, bis ihre Schwester 12 Jahre alt ist. So wächst die Kleine nicht allein mit ihren „alten Eltern“ auf. Die anderen Geschwister, die das Familiennest mittlerweile verlassen haben, kommen oft vorbei, um ihre geliebte kleine Schwester zu besuchen. Als Francisca und Peter beschließen, einen Monat lang eine größere Reise allein zu machen, übernehmen die Geschwister verantwortungsvoll die Betreuung der kleinen Schwester und des Hauses.

- Francisca macht eine Ausbildung und nimmt anschließend eine berufliche Tätigkeit auf, ohne dass das Kind ein Hindernis für ihre „Karriere“ ist. Als Peter in den Ruhestand geht, nimmt sie eine Teilzeitstelle als Angestellte an, während Peter sich um seine Tochter kümmert.
- Lilli hatte eine einfache Schulbahn, viele Freunde, viele Freundinnen. Klein von Statur, weiß sie, wie sie ihren Charme nutzen kann, um alle um den kleinen Finger zu wickeln.

Als ich Francisca diesen Text zum Lesen gebe, erinnert sie mich an zwei weitere schöne Anekdoten:

- „Im Dezember“, erzählt sie mir, „kurz, bevor ich schwanger wurde (und weit davon entfernt, zu vermuten, dass ich es bald sein würde!), habe ich unsere neun- und elfjährigen Mädchen gefragt, was sie sich zu Weihnachten wünschen. Da sie wussten, dass die Frage kommen würde, hatten sie bereits darüber nachgedacht und antworteten einstimmig: „Eine kleine Schwester oder einen kleinen Bruder!“ Woher hatten sie diese Idee? Sie waren unsere ersten Boten gewesen.... Ich hatte gelacht und ihnen gesagt, dass dies nicht unseren Plänen entsprach und dass sie ihre Wünsche ändern müssten, wenn sie eine Chance auf eine Erfüllung haben wollten. Als wir ihnen zu Ostern offenbarten, dass ich schwanger bin, sprangen sie hoch vor Freude: „Siehst du, das Christkind hat unseren Wunsch erfüllt!“
- Als Peter seinem Hausarzt, verärgert und aufgeregt, von seinem Unglück mit dem verantwortungslosen Urologen erzählte, antwortete dieser ganz ruhig: „Ich schätze, das Kind wusste, dass es bei Ihnen einen guten Boden zum Heranwachsen vorfinden würde!“

4. Sandra, Geschichte in fünf Akten

1. Akt:

Sandra kommt zu mir, weil sie schwanger ist. Diese ungeplante Schwangerschaft hat „seltsam“ begonnen, und Sandra fühlt sich durch sie durcheinander. Sie möchte, dass ich ihr bei der Entscheidung helfe, eine Abtreibung vorzunehmen oder nicht. Ihre Vorgeschichte: Vor neun Jahren hat sie ein Kind abgetrieben und fünf Jahre später einen Sohn bekommen, der heute vier Jahre alt ist. Dann hatte sie eine spontane Fehlgeburt und kurz Danach wurde sie wieder schwanger: Ein kleines Mädchen wurde geboren, das bald zwei Jahre alt wird.

Was belastet sie? Ich lasse sie sprechen:

„Bevor ich wusste, dass ich schwanger war, war ich mehrere Wochen lang sehr krank, und es ging mir gar nicht gut. Unter anderem hatte ich sehr schmerzhafte Migräneanfälle. Meinen Eisprung hatte ich Anfang August. Ich nahm die Pille Danach, weil ich Angst hatte, schwanger zu werden. Mit diesem Hormoncocktail fühlte ich mich eine Woche lang krank. Zur Sicherheit machte ich mehrere Schwangerschaftstests, die negativ waren, aber ich fühlte mich immer noch nicht gut, also ging ich zu meiner Hebamme kurz bevor wir in Urlaub abfuhren. Sie nahm bei mir Blut ab und schickte sie zum Labor, um die HCG-Wert festzustellen. Sie rief mich am nächsten Tag und verkündete mir, dass ich doch schwanger war. Sie erreichte mich auf dem Campingplatz, wo wir gerade angekommen waren. Ich bin sofort zu dem nächsten Frauenarzt gegangen, den ich in dieser fremden Stadt gefunden habe. Er konnte keine Spur von einem Embryo auf dem Ultraschall sehen. Da ich eine Ausschabung vermeiden wollte, nahm ich abtreibende Pflanzen ein. Es passierte nichts. Immer noch auf Reisen, ging ich in das nächste Krankenhaus, um eine Eileiterschwangerschaft auszuschließen. Dort war ein Embryo in der Gebärmutter mit Herzaktivität zu sehen, aber der Arzt sagte mir, dass der Embryo im Vergleich zum Datum der letzten Menstruation und dem Datum des Eisprungs nicht ausreichend entwickelt sei. Ich müsste eventuell mit einer Fehlgeburt rechnen.

Ich habe mit meiner Mutter gesprochen. Sie ist gegen ein drittes Kind, auch wenn es gesund ist. „Das passt jetzt nicht!" sagte sie. (Vor meiner Geburt hatte meine Mutter drei Abtreibungen.)

Und Sandra fragt mich:

„Was soll ich jetzt machen?"

Da ich ihre große Not sehe, nehme ich an, dass ein drittes Kind nicht in den Plänen des Paares ist und dass Sandra sich überwältigt und überfordert fühlt. Ich frage sie, ob ihre Familienplanung beendet ist. Zu meiner Überraschung sagt sie mir, dass sie offen für ein weiteres Kind sei, aber nicht jetzt. Sie hat nicht die Kraft dazu. Sie fühlt sich zu schwach.

Ich verstehe, dass sie diese ungeplante Schwangerschaft ablehnt. Ich höre ihr aufmerksam zu, aber ihre Argumente überzeugen mich nicht. Die Situation erscheint mir nicht so dramatisch, um eine Abtreibung zu rechtfertigen. Ich weiß, dass das Paar stabil ist, dass ihr Lebensgefährte hilfsbereit ist und dass sie keine schlimmen finanziellen Probleme haben. Aus meiner Sicht bereitet Sandras Gesundheit keinen ernsthaften Grund zur Sorge. Sie ist heute 11 Kilometer mit ihrem Fahrrad gefahren, um mich zu besuchen („weil es sich gut anfühlt", sagte sie) und verbrachte drei Wochen Urlaub mit den Fahrrädern, gemeinsam mit ihrem Partner und ihren beiden Kindern im Nord Deutschland. Sie sind erst vor wenigen Tagen zurückgekehrt.

Wie könnte ich ihr helfen?

Ich schlage vor, dass sie unter Entspannung Kontakt zum Kind im Mutterleib aufnimmt. Welche Entscheidung sie auch immer trifft, eine solche Entspannung kann ihr nur helfen, um entweder eine langfristige Beziehung aufzubauen oder als Voraussetzung für eine gesunde Trauerarbeit.

Unter Entspannung sagt Sandra, dass sie die Gegenwart einer Seele spürt, aber in einer gewissen Entfernung von ihr.

Der Kontakt ist harmonisch. Die Liebe fließt. Kai und Maya, die älteren Geschwister, sind auch dabei.

Ich ermutige sie, sich ein Jahr später zu visualisieren. Sie sieht sich mit ihren Kindern. „Es ist harmonischer in der Familie, jeder hat seinen Platz. Ich kann uns vier sehen! „sagt sie.

Ich frage mich überrascht, wo der fünfte ist, behalte aber die Frage für mich!

2. Akt:

Ich biete Sandra eine zweite Sitzung an und schlage ihr vor, Kontakt mit ihrem ersten Sternenkind aufzunehmen, das vor 9 Jahren abgegangen ist (Ausschabung, anderer Partner). Ich hoffe, dass, wenn sie ein Bewusstsein für ihr erstes Ungeborenes entwickelt, ihr die Entscheidung über den weiteren Verlauf der jetzigen Schwangerschaft leichter fallen wird. Hier der Verlauf der Sitzung:

„R und ich, erzählt Sandra, wir haben uns sehr geliebt! Aber diese Beziehung sollte nicht von Dauer sein."

Zur damaligen Schwangerschaft und Abtreibung sagt sie:

- „Es war kein guter Zeitpunkt.
- Es ging alles schnell.
- Ich sehe mich mit Mama und R. Wir wohnen im gleichen Haus.
- Ich sehe uns das Formular ausfüllen: es ging zügig, auch die Abtreibung. Alles verläuft reibungslos."

Ich lade sie ein, Kontakt zum Kind aufzunehmen. Sandra erzählt laut:

„Ich bin mitten auf einer schönen Wiese, das Wetter ist schön, der Himmel ist blau. Das Kind ist etwas älter. Es ist ein Junge. Er könnte vielleicht acht Jahre alt sein. Er sieht entspannt aus. Er ist angezogen. Er ist hübsch, sieht gesund aus und hat gute

Laune.“ Sandra genießt es, mit ihrem großen Sohn zusammen zu sein. Sie sagt mit Stolz in ihrer Stimme: „Es ist super, einen so großen Sohn zu haben!“ und sie bleibt lange bei ihm.

Danach sieht sie sich mit ihm und ihren anderen Kindern. Sie sieht fünf Kinder.

Ich ermutige sie, dass sie mit Kai und Maya über dieses Sternenkind, ihren älteren Bruder spricht.

„Es ist besonders wichtig für Kai, zu wissen, dass er einen älteren Bruder hat“, sage ich zu ihr.

Bevor Sandra geht, sage ich ihr, dass eine Abtreibung für mich kein Verhütungsmittel ist. Ich sagte ihr: „Ich verstehe, dass diese ungewollte Schwangerschaft für dich ein Schock ist, besonders, nachdem du versucht hast, sie verantwortungsvoll zu vermeiden. Aber heute stellt sich für mich nicht mehr die Frage, ob du zu diesem Kind Ja oder Nein sagst. Du bist schwanger, punkt! «

Ich teile ihr, dass ich traurig bin, dass die Entscheidung, eine Schwangerschaft fortzusetzen, zu sehr der Frau allein überlassen wird, da sie durch die hormonelle Veränderung zu Beginn der Schwangerschaft oft verwirrt ist.

Ich versuche sie, so gut ich kann, zu ermutigen, indem ich sie daran erinnere, dass ihre Müdigkeit und das Gefühl der Dauererschöpfung wahrscheinlich auf die hormonelle Veränderung der frühen Schwangerschaft zurückzuführen sind, dass diese Symptome aber bald nachlassen werden. Ich überlege mit ihr, wo sie sich Hilfe holen könnte. Wir sprechen über eine Familienhelferin, deren Kosten die Kasse erstatten würde.

Ich ermutige sie, den Himmel um Hilfe zu bitten:

„Du kannst jeden Morgen beten: „Vater im Himmel, gib mir das Brot für heute“ (gemeint ist die Kraft, die du für jeden Tag brauchst.) Und am Abend kannst du Bilanz ziehen und dich für die Geschenke bedanken, die du erhalten hast.“

Einige Wochen später erfahre ich von einer gemeinsamen Bekannten, dass die Abtreibung in der elften Woche der Schwangerschaft stattgefunden hat. Ich bin traurig für das Kind, ich bin traurig für Sandra, für ihren Lebensgefährten und für ihre beiden lebenden Kinder.

Ich bin auch ein wenig wütend auf Sandra, aber vor allem auf diese Gesellschaft, die Frauen wie Sandra die Wahl gibt, allein über das Leben und Tod ihres Kindes, das auch „unser Kind" ist, zu entscheiden. Wir sind Feiglinge. Junge Mütter sind zum Teil nur die Opfer des kollektiven Denkens, das zum Teil von ihren Müttern vermittelt wird (Bewegung für die Emanzipation der Frau, Mai 1968). Ich fühle mich diesem Denken sehr nah, weil ich derselben Generation angehöre.

3. Akt:

Drei Wochen nach der Abtreibung organisiert Sandra einen neuen Termin bei mir.

Sie sagt mir, dass ihr Sternenkind Alma heißt. Es ist ein Mädchen. Sie erklärt mir ihre Entscheidung:

„Ich ließ mir Zeit. An dem Tag, an dem ich die endgültige Entscheidung treffen sollte, hatte ich einen Termin bei meinem Frauenarzt. Gerade an diesem Tag hatte ich wieder einen Migräneanfall. Das gab mir den Rest; ich hatte gehofft, dass ich während der Schwangerschaft wenigstens keine Kopfschmerzen mehr haben würde. Da mir nicht einmal meine Migräne erspart blieb, entschied ich mich für eine Abtreibung.

Meine Mutter hatte mir gesagt: „Wenn du dein Kind behältst, bist du völlig verrückt!"

Und Sandra fügt emotionslos hinzu:

„Es tut mir leid, dass ich nicht die Kraft und den Mut hatte, dieses Kind auszutragen. Es tut mir leid, dass dieser Mensch seinen Auftrag auf dieser Erde nicht erfüllen konnte. Warum bin ich heute hierhergekommen? Letztes Mal, unter Entspannung, dank meines ersten Sternenkindes, habe ich kurz gespürt, was die bedingungslose Liebe ist. Es war zu kurz. Ich würde dieses Gefühl gerne wiederbekommen."

Meine Antwort dazu:

„Die Liebe zwischen einer Mutter und ihrem Kind spiegelt die bedingungslose Liebe Gottes zu jedem von uns wider. Über deine Bitte hinaus höre ich folgenden Wunsch: Du möchtest wissen, dass du bedingungslos geliebt bist, und du möchtest es spüren. Ich überlege, was ich dir anbieten kann. (Ich flehe leise den Heiligen Geist an, das Kommando zu übernehmen, weil ich keine Ahnung habe, welche Strategie ich verfolgen könnte, um Sandra zu helfen!).

Das Einzige was mir einfällt, ist eine Verarbeitung der letzten abgebrochenen Schwangerschaft anzubieten. Ich versuche dabei Zeit zu gewinnen und hoffe, dass mir dabei eine Idee kommt. Leider klappt es nicht: Trotz ihrer Bemühung kann Sandra ihr Gehirn nicht abschalten, um zu ihrem Herzen und Gefühlen zu gelangen. Sie wiederholt in Variationen nur einen einzigen Satz: „Ich bedaure, dass ich nicht die Kraft hatte, dieses Kind auszutragen." Dabei ist ihre Stimme vollkommen eintönig und neutral, als ob sie von einer anderen Person spräche.

Ich schlage vor, sie in meinen Armen zu halten, (Technik des Festhaltens), damit sie fühlen kann, was in ihr vorgeht. Zuerst ist sie von diesem Vorschlag überrascht. Schnell versteht sie aber, worum es geht: Sie vertraut mir und sagt dem Versuch zu.

Hinter ihrer neutralen Fassade strahlt Sandra eine unangenehme Kälte aus, die nichts mit einem möglichen Unbehagen zu tun hat, in meinen Armen zu liegen. Ihre Atmung ist schwach, ihr ganzes Wesen spiegelt wenig Energie wider. Ich spüre so etwas wie eine Lähmung in ihr.

Sie sagt leise:

„Ich wünschte, ich könnte weinen!", während die Tränen leise zu fließen beginnen. Abgesehen von diesen stillen Tränen ist ihr Gesicht ausdruckslos.

Ich ermutige sie weiterhin, loszulassen und sage: „Lass hinter dir deinen Alltag, die Abtreibung und alles, was „irdisch" ist; erlaube dir, deinem Kind zu begegnen. Gib ihm die Chance, dir die Energie, die Zärtlichkeit zu schenken, nach der du dich so sehr sehnst.“ Ich schlage Sandra vor, sich ihrem kleinen Mädchen auf der Babyinsel anzuschließen, wo es auf sie wartet. Ich beschreibe ein Kind, das sich Sandra allmählich nähert... Beide können die Liebe fließen lassen. Ich beschreibe eine Sandra, die im Gras liegt, Alma an der Hand hält, die selbst ihren Geschwistern die Hand gibt. Die fünf Kinder, verbunden mit ihrer Mutter, bilden einen Tanzkreis. Und die Liebe fließt...

Sandra sagt: „Es fühlt sich leichter an.“

Ich antworte ihr:

„Ich denke, dass der große Stein, der die Tür deines Herzens verschloss, sich ein wenig bewegt hat. Durch diesen Spalt kann die befreite Liebe wieder fließen!“

Wir tauschen von Herz zu Herz weitere Perlen aus:

S - „Seit unserer ersten Sitzung habe ich versucht, meinen Sternenkindern einen Platz zu geben.

Als ich erkannte, dass ich einen anderen Sohn (das erste Sternenkind) hatte, konnte ich einige von Kais Verhaltensweisen besser einordnen.

Ich möchte kleine Tonfiguren kaufen, die ich im Kreis zusammenstellen werde, um meine ungeborenen Kinder darzustellen.“

G - Über das Leben mit Kindern gibt es verschiedene Sichtweisen: Sie werden z.B. als „Schlafdiebe“ beschrieben, die viel Geld und Zeit kosten und Energie und Freiheit rauben. Ich persönlich glaube, dass sie vor allem Energie- und Glücksspender sind.

S - Meine beiden Kinder und ich nehmen uns jeden Tag Zeit, Mantras und andere Lieder zu singen. Jetzt sprechen wir auch zusammen: „Vater, gib uns das Brot für heute.“ Bis zu diesem Sommer war mir jede Vorstellung von Gott völlig fremd. Ich empfand eine große Ablehnung diesem Thema gegenüber. Jetzt sehe ich die Dinge anders.

G - Ich ermutige dich, den Zehn Geboten zu folgen, um dich und deine Kinder zu schützen.

„Was sind das für Gebote?“ fragt sie.

Ich zitiere spontan:

- „Du wirst dich nicht für Gott halten.
- Du wirst die Frau/den Mann deines Nachbarn nicht begehren.
- Du wirst deinen Nächsten lieben wie dich selbst.
- Du wirst nicht töten.
- Du wirst nicht stehlen."

4. Akt:

Sandra kommt zur Anpassung eines Diaphragmas wieder. Sie sagt mir verärgert, dass ein Arzt ihr riet, zusätzlich zum Diaphragma ein Kondom zu verwenden, wenn sie eine Schwangerschaft um jeden Preis vermeiden möchte! Sandra findet das übertrieben und fragt nach meiner Meinung. Ich teile die Ansicht ihres Arztes. Das Diaphragma, das zusammen mit Spermiziden verwendet wird, ist ein gutes Mittel zur Empfängnisverhütung, verspricht aber keine hundertprozentige Sicherheit vor einer Schwangerschaft. Ich möchte nicht die Verantwortung für eine neue unerwünschte Schwangerschaft tragen.

Sie erzählt mir, dass sie jetzt wieder Lust auf ein Kind spürt, was sie überrascht. Maya, ihre Tochter, wurde kurz nach der Fehlgeburt empfangen. Jetzt könnte eine ähnliche Situation entstehen. Für sie ist es, als hätten die Sternenkinder den Auftrag, den Raum für ihre Brüder und Schwestern vorzubereiten. Ich denke, dass es sich um ein anderes Phänomen handelt und sage es ihr: „Erstens haben die während der Schwangerschaft freigesetzten Hormone deinen mütterlichen Instinkt geweckt; zweitens fühlst du, nachdem dein Kind gegangen ist, in Körper und Seele eine Leere, und der Wunsch nach einem Baby wird spürbar."

5. Akt:
Sechs Monate später ist Sandra trotz der Einsetzung des Diaphragmas wieder schwanger. Ist die Situation die gleiche wie sechs Monate zuvor?

Ja und nein.

Ja: Die Schwangerschaft war nicht geplant und Sandras Gesundheit hat sich nicht wirklich verändert.

Nein: Dieses neue Kind hat das Recht zu leben. Sandra nimmt das Kind sofort an und freut sich ebenso wie ihr Partner. Es geht ihr gut. Die Schwangerschaft verläuft reibungslos und im folgenden Frühjahr wird ein hübsches kleines Mädchen geboren.

Sie sagt später zu mir:

Die verwirrenden Aussagen der Ärzte verunsicherten mich sehr. Sie sagten, dass Kind wäre nicht lebensfähig. Das hat meine Entscheidung beeinflusst. Auch die Meinung meiner Mutter nahm ich sehr ernst.

Positiv: Dieses Erlebnis machte mich stark.

Für die neue Schwangerschaft habe ich entschieden, keinen Arzt mehr zu besuchen, keinen Ultraschall mehr machen zu lassen. Ich bin nur zu meiner Hebamme gegangen. Die Geburt lief sehr gut. Ich habe sie allein erlebt, ohne Hebamme, ohne Arzt. Nur eine Freundin war dabei. Es hat mein Selbstbewusstsein und Selbstwertgefühl sehr verstärkt.

5. Mateo, eine Geschichte so schön wie ein Weihnachtsmärchen

Die Geschichte von Mateo ist so schön wie ein Weihnachtsmärchen! Ich freue mich, sie zu erzählen. Ich habe dem Paar geholfen, sich auf die Geburt ihres zweiten Kindes vorzubereiten.

Vor acht Jahren lebt eine hübsche 18-jährige junge Frau, glücklich mit ihrer Familie in einer Stadt im Norden Brasiliens. Sie ist dunkelhäutig, schlank, trägt schönes langes lockiges Haar und ist ein wenig schüchtern. Larissa, so heißt diese junge Frau, hilft von Zeit zu Zeit ehrenamtlich im Kindergarten aus, den ihre jüngeren Brüder besuchen. In derselben Zeit absolviert ein 22-jähriger deutscher, junger, hellhäutiger Mann im selben Kindergarten ein soziales Jahr. Sie verlieben sich sofort. Bevor sie merken, was mit ihnen geschieht, ist Larissa schwanger.... Viel zu schnell! Beide sind viel zu jung und kennen sich kaum. Marcus hat noch keinen Beruf erlernt. Er lebt in Brasilien nur mit einer begrenzten Aufenthaltserlaubnis und wird bald in sein Land zurückkehren, tausende Kilometer entfernt, Jenseits des Ozeans, auf einem anderen Kontinent, eine andere Sprache, ein anderes Leben!

Ich lasse Larissa erzählen, die eine Rückführung unter Entspannung macht:

- „Ich erinnere mich an diesen Abend. Ich bin draußen, der Mond scheint. Es ist sehr schön. Ich habe gerade festgestellt, dass ich schwanger bin und realisiere, dass ich allein bin. Wie kann das gehen? Ich kenne diesen jungen Mann nicht richtig und er wird sowieso bald wieder in sein Land zurückkehren.
- Ich rede mit Marcus. Ich weine. Er weint auch. Wir überlegen, was wir tun können um die Sache wieder „gut zu machen".
- Wir organisieren einen Termin bei einem Frauenarzt, der in einer nahegelegenen Klinik arbeitet. Er wurde uns von einer Bekannten empfohlen. Wir fahren hin und erzählen ihm unser Problem. In einem missbilligenden Ton sagt er zu uns: „Sie möchten die Schwangerschaft unterbrechen? Das geht aber nicht! Es ist viel zu gefährlich für mich, das mache ich nicht! „Was er mit „gefährlich" meint, fragen wir ihn nicht. Es bleibt bis heute ein Rätsel. Verlegt stehen wir beide wieder auf der Straße! Marcus legt seine Hand auf meine Schulter und sagt zu mir: „Komm, wir werden es schon schaffen!"

Ich sehe mich einige Monate später. Ich liege in meiner Hängematte. Ich spüre, wie sich das Baby in meinem Bauch bewegt. Ich kann jetzt besser wahrnehmen, dass ein Baby in meinem Bauch wohnt. Ich spüre Freude, aber auch Angst. Ich treffe mich gern mit Marcus. Wir verbringen viel schöne Zeit miteinander, aber ich weiß, dass er bald nach Deutschland zurückfliegen wird. Sein Visum läuft bald ab, und er wird genau einen Monat vor dem voraussichtlichen Geburtstermin zurückfliegen müssen. Wird er je zurückkommen, wie er es verspricht? Angesicht des baldigen Abschiedes haben wir dem Kind sehr früh den Namen Mateo gegeben. Also redet Marcus viel und direkt durch meine Bauchdecke mit unserem Sohn Mateo! Am Tag vor seiner Abreise spricht er wie gewohnt mit ihm. Er wiederholt sein Versprechen: „Keine Sorge, ich werde kommen und dich sehr bald abholen“. Während er noch spricht, spüre ich ein Ziehen im Unterleib. Das sind die beginnenden Wehen! Sie sind bald so stark, dass wir entscheiden, direkt in die Klinik zu fahren. Kurz darauf kommt meine Schwester dazu. Ihre Anwesenheit tut mir gut. Marcus lässt uns einen Augenblick allein, weil er einiges für seine Reise zu organisieren hat. Etwas später kommt meine Mutter auch dazu. Ich fühle mich gut unterstützt. Ich kann mit den Wehen gut umgehen. Bald kommt Marcus zurück. Am frühen Morgen lassen die Wehen ein wenig nach; der Arzt beschließt einen Wehentropf anzulegen, um sie wieder in Gang zu bringen. Eine Krankenschwester legt den Tropf an und verbietet mir streng, das Bett zu verlassen. Ab diesem Augenblick werden die Schmerzen unerträglich für mich. Ich weine. Meine Mutter versucht, mir Mut zu machen und mich zu trösten. Die Krankenschwester schimpft mit mir und sagt, dass ich alles falsch mache. Ich tue mein Bestes. Ich kann nicht mehr! Mein Körper hat noch Kraft, aber mein Kopf ist leer. Das Schlimmste für mich ist nicht der Schmerz, sondern, dass ich nicht aufstehen darf. Einige Stunden später spüre ich den Kopf des Babys zwischen meinen Beinen. Der Arzt sagt mir, ich solle pressen, und nach einigen weiteren Wehen rutscht das Baby heraus. Ich höre es weinen. Mateo, mein Baby ist bei mir! Er weint, und ich weine mit! Marcus sagt zu mir: „Ich liebe dich." Mein Herz wird breiter und breiter. Ich empfinde ganz viel Liebe für mein Baby. Wenig später nimmt Marcus Mateo in die Arme und hält ihm eine Rede auf Deutsch. Ich verstehe kein Wort von dem, was er sagt, aber von diesem Moment an verschwinden all meine Zweifel. Ich bin sicher, dass Marcus zurückkommen wird; ich vertraue ihm vollkommen. Diese Gewissheit hat mich nie verlassen.

Nach einem neunmonatigen Kampf mit den Behörden erhält Marcus endlich die notwendigen Genehmigungen, sodass Mateo und ich nach Deutschland reisen dürfen. Ich frage mich, wie Mateo reagieren wird, wenn er seinen Vater zum ersten Mal sehen wird? Als einziges Kommunikationsmittel hatten wir in diesen neun Monaten nur das Telefon (Skype gab es noch nicht). Dazu kommt, dass Mateo nur mit farbigen Menschen aufgewachsen ist; wenn wir ausnahmsweise auf der Straße einen weißen Mann trafen, bekam er Angst und fing zu weinen an! Glücklicherweise landet unser Flugzeug pünktlich in Frankfurt. Als ich Marcus in der Halle treffe, schläft Mateo an meiner Brust. Etwas später öffnet er die Augen, streckt direkt die Arme nach seinem Vater aus und lässt sich bedenkenlos in die Arme nehmen, so, als ob er ihn kenne! Er hat wahrscheinlich seine Stimme erkannt. Was für ein schöner Moment!"

... Und was für eine schöne Geschichte!

Die Entscheidung, Mateo leben zu lassen, hing an einem seidenen Faden. Und jetzt sind sie eine sehr glückliche Familie. Larissa hat Deutsch gelernt und konnte sich schnell und gut an ihre neue Familie und an die deutsche Kultur anpassen. Inzwischen ist ihre ein Jahr jüngere Schwester auch nach Süd-Deutschland gezogen und hat einen Freund von Marcus geheiratet. So fühlt sich Larissa hier nicht allein. Marcus hat seine Ausbildung abgeschlossen und Larissa hat auch eine Ausbildung im Bereich Handel absolviert. Sieben Jahre später bekommen sie ein neues Baby. (Als ich die Geschichte schreibe, ist das Baby gerade drei Wochen alt.) Zwei Stunden nach der Geburt bedankt sich Larissa bei mir für die Geburtsvorbereitung und schreibt: „Ich bin glücklich und stolz. Die Geburt verlief sehr gut. Ich fühlte mich von den Hebammen gut unterstützt und respektiert. Ich konnte in der Hocke entbinden und habe keine Verletzung."

Mit Baby Enzo erlebt Papa Marcus zum ersten Mal das Vergnügen, ein neugeborenes Baby auf seiner Brust zu wiegen. Er genießt es sehr und denkt noch traurig daran, was ihm mit der erzwungenen Trennung von Mateo vorenthalten wurde.

Diese Geschichte veranschaulicht wieder eine meiner Erfahrungen: „Wenn du Ja zum Leben sagst, wirst du reichlich beschenkt!"

Später sagt mir Larissa: „Ich kann mir nicht vorstellen, dass ich mich für einen Abbruch entschieden hätte. Meine Mama hatte einige Monate vorher eine spontane Fehlgeburt erlebt. Sie hatte meiner Schwester und mir den etwa 10 Wochen alten Embryo gezeigt. Ich fand ihn so süß! Es hatte mich sehr gerührt."

6. Andréas oder: „Es passiert nicht nur anderen!" (Autobiographie)

Ich bin 21 Jahre alt, als ich zum ersten Mal schwanger werde. Was für ein Schock! Es ist gerade mal drei Monate her, dass mein Mann und ich in eine gemeinsame Wohnung gezogen sind und zusammenleben. Wir leben in Lausanne, in der Schweiz. Ich entdecke einen Mann, der ganz andere Gewohnheiten und Lebensansprüche hat als ich und jeden Dialog zu diesem Thema ablehnt, was mich sehr verunsichert; eine bittere Realität! Ich bin gerade dabei, mich auf dieses neue Leben einzustellen, als plötzlich klar wird: „Verhütungsversagen, positiver Schwangerschaftstest!“ Ich fühle mich einsam und fremd in diesem neuen Land und diesem neuen Leben. 250 Kilometer trennen mich von Lyon, meinem letzten Wohnort, wo ich Krankenpflege studierte und neun Monate lang im städtischen Krankenhaus arbeitete. Ich habe sowohl mein Leben als unabhängige und glückliche Frau hinter mich gelassen als auch meine Freunde, meine Arbeitskollegen und mein gesamtes sozialen Umfeld.

Bei unserer Hochzeit vor drei Monaten gab ich meinen Mädchennamen ab, um den Familiennamen meines Mannes anzunehmen und bekam einen neuen Personalausweis.

Als Ausländerin in der Schweiz war ich vielen administrativen Schikanen ausgesetzt, bis ich die Aufenthaltsgenehmigung im Kanton de Vaux bekam. Ich erlebte wiederholte, demütigende Wartezeiten im Vorraum des Ausländeramtes. Nach sechs Wochen erhielt ich meine Aufenthaltserlaubnis und meine Arbeitserlaubnis.

Abgesehen von der französischen Sprache, die meine Muttersprache ist, unterscheiden sich die sozialen Regeln in der französischsprachigen Schweiz sehr stark von dem, was ich gewohnt war. Pünktlichkeit, Höflichkeit, Respekt vor der Privatsphäre haben dort Vorrang. Da Spontaneität nicht gut ankommt, lerne ich schnell, im Bus, bei der Arbeit oder im Park zu schweigen.

Sobald ich meine Arbeitserlaubnis erhalte, fange ich an, als Krankenschwester auf der Entbindungsstation der örtlichen Universitätsklinik zu arbeiten. Ich arbeite erst seit eineinhalb Monaten auf einer Station für Krebspatienten, als ich merke, dass ich schwanger bin. Ich befinde mich gerade in einer schwierigen Phase der Anpassung, da die Arbeitsweise als Krankenschwester hier so anders ist als in Frankreich. Auch wenn die Kolleginnen bei der Arbeit höflich zu mir sind, fühle ich mich wie eine Fremde in diesem Team von Frauen, die alle über sechzig Jahre alt sind.

Meine Verzweiflung steigt, als mir klar wird, dass mein Traum, Hebamme zu werden, mit diesem positiven Test verblasst. Wie könnte ich mit einem Kind in einem fremden Land eine Hebammenausbildung absolvieren? Mein Mann ist noch Student und bereitet sich auf seine Doktorarbeit in Biologie vor. Wir haben nur mein Gehalt als Auskommen und unsere Eltern leben zu weit weg, um uns bei der Kinderbetreuung zu helfen.

Ich fühle mich sehr verunsichert in diesem fremden Land und fühle mich allein in der Partnerschaft. Die Ankündigung der Schwangerschaft verstärkt meine Notlage.

Mein Mann will von der Schwangerschaft absolut nichts wissen und zieht sich in seine eigene Welt zurück. Er ist nicht gegen ein Kind im Allgemeinen, aber nicht jetzt! Die Sache ist für ihn klar, da gibt es nichts zu besprechen. Also muss ich sehen, wie ich klarkomme!

Ich erinnere mich gut, dass ich wegen dieser Katastrophe geweint habe. Ich hatte nur einen Wunsch: „Meine Periode soll wiederkommen!" Ich erinnere mich an das Flüstern der Hilfsschwestern in meiner ehemaligen Arbeitsstelle in Lyon. Sie tauschten sich über die Kanäle aus, über die man an die Abtreibungspillen kommt. Leider habe ich keinen Kontakt mehr zu ihnen und erinnere mich nicht einmal mehr an ihre Vornamen. Es ist keine gute Spur. Ich suche weiter nach jemandem, der mir helfen kann. Ich rufe meine Schwester an, die Ärztin ist und erzähle ihr, zwischen zwei Schluchzern, von meiner Not. Sie hört mir mitfühlend zu, was ich zu schätzen weiß, aber sie gibt mir keine Tipps wie ich meine Periode zurückbekommen könnte. Sie sagt mir nur, dass sie sich sehr auf diesen kleinen Neffen oder diese kleine Nichte freut. Es mag sein, dass meine Schwester ein Glücksgefühl empfindet; was mich betrifft, so teile ich dieses Gefühl in keiner Weise. In meinem verwirrten Geist, voller Einsamkeit und Hilflosigkeit gibt es keinen Raum für das Bewusstsein der Existenz eines Kindes. Für mich ist das nur eine verzögerte Periode, die mir einen schlechten Streich spielt. Übrigens, oh Glück, am Tag nach diesem Telefongespräch mit meiner Schwester habe ich eine Blutung. Ich glaube meine

Periode zu haben und dass mein Gebet erhört wurde. Während meines bisherigen Lebens erinnere ich mich nicht, dass ich jemals so glücklich war, meine Periode zu haben! Aber die Erleichterung ist nur kurz: Nach 24 Stunden hört die Blutung völlig auf, meine Brüste fühlen sich nach wie vor angespannt an, und meine Stimmung ist so düster wie zuvor. Die Stimmung meines Mannes ist mindestens so schlecht, und er mauert sich schweigend ein!

Warum habe ich das Baby behalten? Vielleicht, weil die RU 486 (Abtreibungspille) Anfang 1978 noch nicht auf dem Markt freigegeben war.

Abtreiben? Ich? Nein! Das hätte ich nicht getan... Es war gegen meine Prinzipien und Überzeugungen. Also hätte ich wahrscheinlich keine Kürettage vorgenommen. Aber, wenn mir ein paar Pillen angeboten worden wären, um meinen Menstruationszyklus zurückzubekommen, hätte ich sie wahrscheinlich geschluckt, ohne mir weitere Fragen zu stellen.

Ich danke Gott, dass ich nicht die Wahl hatte. Ich erinnere mich nicht genau an den Tag und die Uhrzeit, als ich mich damit abfand, schwanger zu sein und erkannte, dass ich nichts gegen dieses Zustand tun konnte. Wiederum erinnere ich mich sehr gut daran, dass dieses leise „Ja“ zum Kind meinen Geisteszustand völlig veränderte. Von dem Moment an, in dem ich die Schwangerschaft annahm, fand in nur wenigen Stunden eine Verwandlung statt! Die Schwangerschaft, die am vorigen Tag einen schwarzen, schrecklichen und bedrohlichen Zustand darstellte, nahm auf magische Weise die Farbe der Sonne an: Ich erwartete mein erstes Kind und empfand darüber eine große Freude und Stolz! Dieses Gefühl hat mich nicht verlassen.

Einige Tage später, als mein Mann versucht, mich wieder davon zu überzeugen, eine Abtreibung vorzunehmen, eröffne ich ihm meine Entscheidung, das Kind zu behalten, auch wenn ich es allein großziehen muss. Angesichts meiner Entschlossenheit ändert auch er schließlich seine Haltung. Einige Wochen später spricht er stolz von „unserem“ ersten Kind und erweist sich später als ein sehr fürsorglicher Vater.

Eine Reihe von glücklichen Zufällen ermöglicht es mir, eine vollständige Bewerbung rechtzeitig für den Zugang zur Hebammenschule einzureichen, und ich bekomme eine positive Antwort!

Glücklicherweise erfahre ich, dass ich während meiner Ausbildung zwei Drittel meines alten Gehalts erhalten werde, so dass wir uns selbst versorgen können.

Unerwartet und als größtes „Geschenk des Himmels“, zieht einen Monat vor der Geburt eine Familie in unser kleines Haus ein und Liliane, die Mutter, sagt zu, unseren kleinen Sohn zu hüten. Tata Nicoulaz (so wird diese Tagesmutter genannt) und mein Mann betreuen abwechselnd das Baby, während ich arbeite. Auf diese Weise wird Andréas nie gegen seinen Rhythmus geweckt oder aus dem Haus „gezerrt“.

Im Juni 1980 erwerbe ich mein Schweizer Hebammendiplom. Andreas wird später Kunst studieren und Kunstmaler werden.

Ich habe in diesem letzten Kapitel bewusst verschiedene Geschichten von Abtreibung mit den Geschichten von Frauen/Kindern, die ihr knapp entkommen sind, vermischt. In der letzten Geschichte habe ich meine eigenen Erfahrungen zu diesem Thema beschrieben, um meine Solidarität mit den betroffenen Frauen zum Ausdruck zu bringen.

Diese Geschichten sprechen von dem Schock jeder Frau, die erfährt, dass sie unerwünscht schwanger ist. Sie sprechen über ihre Ambivalenz, das Gewicht der Meinung der Verwandten und Freunde, über die emotionale Unterstützung, über die persönliche Ethik.

Diese Zufallsbeispiele verdeutlichen vor allem, dass die Grenze zwischen der Entscheidung, das Kind abzutreiben oder zu behalten, oft sehr schmal ist. In diesen Beispielen sind die Frauen, die ihre Schwangerschaften fortgesetzt haben, keine Heldinnen, und diejenigen, die sich für eine Abtreibung entschieden haben, hätten sich in einem anderen Umfeld sehr wohl anders entscheiden können. Die Geschichte von Alma ist ein gutes Beispiel dafür.

Diese Geschichten stellen in meinen Augen das Konzept der Freiheit ernsthaft in Frage.

II. Erzählungen von Frauen, die von einem Schwangerschaftsabbruch betroffen sind

Ich habe lange gezögert, bevor ich mich entschied, einige Geschichten über das Leben von Frauen im Zusammenhang mit Abtreibungen zu veröffentlichen.

Eigentlich wollte ich ein Buch nur über schöne Geschichten schreiben, die ermutigen, dem Leben zu vertrauen und auf die innere Stimme der Liebe und Großzügigkeit zu hören.

Ich dachte, es gäbe genug Bücher von Frauen, die abgetrieben haben, in denen ihr Schmerz, ihre Depressionen und ihre Reue beschrieben werden, sodass ich selber nicht noch mehr darüber schreiben wollte.

Warum habe ich mich doch anders entschieden?

- Ich bin besorgt über die Verharmlosung der Abtreibung. Ich denke, dass Frauen, die schlecht informiert sind, die ersten Opfer sind. Indem ich schweige, mache ich mich mitverantwortlich für das Leiden, das vielleicht hätte vermieden werden können.
- Ich möchte, dass alle Hebammen besser über die Bedeutung der Trauer um ein Kind informiert werden, um der Mutter vor und nach dem Verlust eines Fötus eine kompetente und engagierte Unterstützung bieten zu können.

Zu diesem Thema sind gerade mehrere Bücher erschienen, die ich empfehle. [4] und [17]

1. Geschichte von Sophie und dem RU486

(Mit „RU486" sind Prostaglandin-Tabletten gemeint, die zu starken Wehen und zur Ausstoßung eines Embryos bzw. Kindes führen)

Sophie kommt zu mir, um sich von dem Trauma zu befreien, das die Geburt ihrer ersten acht Monate alten Tochter, die mit Kaiserschnitt geboren wurde, bei ihr hinterlassen hat. In der Anamnese erwähnt sie eine medikamentöse Abtreibung, die sie zwei Jahre vor der Geburt ihrer Tochter erlebt hat, während sie als Assistenzärztin in der Chirurgie tätig war. Da alle Mitarbeiter ohne Vorsichtsmaßnahmen gegen Strahlen arbeiteten, warnte ihr Chef wiederholt: „Wehe, wenn hier eine von euch auf die Idee kommt, schwanger zu werden!" - und Sophie fügt hinzu: „Ich persönlich habe die Frühabtreibung per Medikament nie als etwas Ernstzunehmendes betrachtet. Für mich war das nur ein kleiner Zellhaufen. Ich bin in einem feministischen Umfeld aufgewachsen, mit der Überzeugung, dass mein Körper mir gehört und dass ich entscheiden kann, was mit ihm passiert."

Sophie ist gekommen, weil sie eine schlechte Erfahrung mit dem Kaiserschnitt ihrer Tochter gemacht hatte. Ich helfe ihr, sich zu entspannen und mental den Weg zurück zur Schwangerschaft mit ihrer Tochter Lena zu finden. Hier gebe ich den Dialog wieder, der entsteht, als ich sie frage, welche Bilder ihr kommen:

Sophie - „Ich bin in der Klinik, in der ich arbeite. Es wird ein Ultraschall gemacht.

Gisèle - Ist es für einen Patienten?

Sophie - Nein, für mich. Niemand sonst wird über mein Baby entscheiden. (Sehr aufgewühlt beginnt sie zu weinen.)

Gisèle - Was bedeuten deine Tränen?

Sophie - Ich bin traurig. (Sie weint erneut. Ich nehme sie in die Arme. Sie weint weiter. Wir beschließen, das Thema „Abbruch“ weiter zu betrachten.)

Der Dialog geht weiter:

Sophie - April. Ich bin schwanger. Ich merke das sofort...Ich mache einen Schwangerschaftstest. Ich habe Angst.

Gisèle (spiegelt sie) - Oh nein, schwanger! Das ist wirklich nicht der richtige Zeitpunkt! (S. Nickt.)

Sophie - Ich sage es Louis (ihrem Mann). Ich erkläre ihm, dass es sich ja nur um wenige Zellen handelt und dass diese Schwangerschaft nicht mit meinem Zeitplan zu vereinbaren ist. Er denkt anders. Er kommt mit meinen Gedanken nicht mit.

- Wir sind auf dem Weg zur Praxis, wo ich die Tabletten holen soll. Louis weint. Er möchte, dass wir umkehren.

- Ich habe das letzte Wort. Ich ziehe es durch.

- Ich sehe uns beide dem Arzt gegenüber sitzen. Ich nehme die Tabletten. Ich schlucke sie mit etwas Wasser. Wir laufen nach Hause. Bald darauf fange ich an zu bluten. Nichts Ernstes. Es tut nicht weh. Ich erwarte, mehr zu sehen, ein Ei, einen Embryo. Aber nichts. Nur Schleim. Ich versuche, mich selbst davon zu überzeugen, dass es nicht so schlimm sein kann... Nur diese wenigen kleinen Zellen...

- Auf dem Weg zur Arbeit komme ich täglich an der Praxis vorbei, in der ich die Pillen genommen habe. (Ihr Gesicht ist angespannt).

Gisèle (spiegelt) - Ich kann der Realität nicht entkommen: Ich muss jedes Mal an den Augenblick denken, in dem ich diese Tabletten genommen habe. Ich versuche, mich selbst davon zu überzeugen, dass es nur ein paar Zellen waren. Nichts funktioniert. Das Bild vom Ultraschall kommt wieder hoch.

Sophie bricht in Tränen aus. Sie weint in meinen Armen. Sie sagt:

- „Wenn ich es einfach wieder in meinen Bauch stecken könnte und es würde weiterwachsen...Wenn ich das nur könnte, einfach von vorne anfangen.“ (Sophies Schmerz ist intensiv, endlos, ohne Trost.) Sie sagt noch einmal:

„Ich würde es in meinen Armen halten, ich würde es sehr fest in meinen Armen halten.“ (Und sie umarmt mich, als wäre ich ihr Baby).

Gisèle (spiegelnd) - „Es tut so sehr weh...“

Sophie beruhigt sich ein wenig. Ich ermutige sie, ihr Baby in Gedanken in den Armen zu halten, sich von Zärtlichkeit/Liebe durchdringen zu lassen, bis der Frieden einkehrt. Sie bleibt lange Zeit ganz nah bei ihrem Baby. Sie sagt mir, dass es „Paul“ heißt. Schließlich beruhigt sie sich. Ich ermutige sie, ihr Baby loszulassen. Die Tränen fließen wieder. Sie hält ihre Hände auf der Brust; sie hält ihr Baby sehr fest!

Ich bete um die Heilung von Schmerz und um Vergebung.

Sophie sagte zu mir: „Ich möchte mein Baby in meinem Herzen behalten.“

Gisèle - Irgendwie kannst du dein Baby gewissermaßen im Herzen behalten. Aber du musst auch die Tatsache akzeptieren, dass es deinem Paul ohne dich sehr gut geht. Du kannst ihn nicht im Gefängnis deiner Reue einsperren. Ihn loszulassen ermöglicht dir, zu spüren, dass es ihm jetzt gut geht, auch ***ohne*** dich. Das kann dir nur guttun, nicht wahr?

Sophie lächelt.

Ich ermutige sie erneut, Paul “wegfliegen“ zu lassen wie ein Vogel, der aus seinem Käfig fliegt, wenn man ihm die Tür öffnet. Und ich erkläre: Viele Mütter in deiner Situation klammern sich an ihren Schmerz, um ihrem verstorbenen Baby treu zu bleiben. Und im Falle der Abtreibung denken einige Mütter, dass das Leiden eine logische Folge ihrer Entscheidung zur Abtreibung ist. Sie erlauben es sich nicht, glücklich zu sein.

Ich stelle ihr die Frage:

Glaubst du, dass es Paul gut geht?

Sophie nickt, ohne den geringsten Zweifel.

Gisèle - Dein Paul möchte dir sagen: „Mama, es geht mir sehr gut und es darf dir gut gehen. Ich habe mich sehr über die Geburt meiner kleinen Schwester Lena gefreut."

Ich schlage Sophie vor, die Augen geschlossen zu halten und eine Weile in Kontakt mit ihren beiden Kindern zu bleiben.

Dieses Beispiel veranschaulicht meine Überzeugung, dass jede Schwangerschaft das Leben einer Frau prägt, unabhängig davon, ob sie sich dessen bewusst ist oder nicht.

Sophie kam vier Wochen später wieder zu mir. Sie dankte mir für die erste Sitzung. In einer zweiten Sitzung konnte sie die Geburt ihrer Tochter verarbeiten, die recht dramatisch war. Später nahm sie wieder Kontakt mit mir auf, um über ihre Probleme mit ihrem Partner zu sprechen. Sie berichtete mir, dass sie sich von ihm getrennt hätte und dass die beiden Sitzungen mit mir ihr bei ihrer Entscheidung geholfen hätten. Ihr Leben blieb weiterhin chaotisch. Sie gab mir das Gefühl, als sei sie auf der Suche nach einem unmöglichen Glück.

(Hinweis für den Leser: Ich habe Sophie nie geraten, sich von ihrem Partner zu trennen. In der Zeit der Trennung hatte ich einen Briefwechsel mit ihm, und ich teilte mit ihm seinen Schmerz.)

Parallel zur Vermarktung von RU486 in Deutschland tagte 1992 eine Ethikkommission aus Ärzten, Psychologen, Juristen, Philosophen und Theologen zu einem Symposium, um über die möglichen Folgen dieser neuen Abtreibungsmethode nachzudenken. P30-31 Professor Dr. Hepp, Gynäkologe, weist darauf hin, dass nach seiner Erfahrung jede Frühschwangerschaft, ob das Kind gewollt ist oder nicht, bei den Frauen mehr oder weniger Ambivalenz auslöst. Er glaubt, dass Frauen bei dieser Methode, die ihnen mehr Verantwortung gibt, letztendlich mit der Entscheidung alleine gelassen werden. [2].

2. Die Geschichte von Sylvie oder der „Gebärmuttersarg“

Als Sylvie als Teenager eine Depression durchmachte und in psychologischer Behandlung war, erfuhr sie von ihrer Mutter, dass sie einen „abgetriebenen“ älteren Bruder hatte.

Sylvie ist jetzt 27 Jahre alt. Sie ist Hebammenschülerin und absolviert einen Monat lang ein Praktikum in meiner Praxis. Sie bittet mich um eine Entspannungssitzung, weil sie gern die Therapie abschließen möchte, die sie vor einigen Jahren begonnen hat. Während ihrer Therapie war das Thema Leben und Sterben sehr präsent, und sie hatte sich bewusst für das Leben entschieden. Nach dieser schmerzhaften Episode ihres Lebens kehrte sie zu einem sehr aktiven sozialen Leben zurück. Sie liebt Tanz und Theater und ist sehr sportlich und kreativ: eine erfüllte Frau, die das Leben in vollen Zügen genießt. Gefragt nach ihrer Motivation, den Hebammenberuf zu lernen, erklärt sie, dass sie eines Tages gesehen hat, wie sich eine Frau von einer Brücke stürzte, um Selbstmord zu begehen. Als Rettungsschwimmerin hatte sie dieser Frau das Leben gerettet. Ein Jahr später kehrt sie an die Unfallstelle zurück. In diesem Moment weiß sie, dass sie Hebamme werden wird. Sie weiß nicht, woher diese Vertrautheit mit dem Tod kommt, aber sie weiß, dass dieses Thema ihre Berufswahl stark beeinflusst hat. Das einzige Familienereignis im Zusammenhang mit dem Tod ist die Abtreibung, die ihre Mutter erlebte, bevor sie, Sylvie, gezeugt wurde. Sie sieht keinen Zusammenhang zwischen dieser Abtreibung und ihren eigenen Gefühlen, aber sie ahnt, dass ihre Gefühle mit ihrem Leben im Mutterleib zusammenhängen. In der Hoffnung, eine Antwort auf dieses Rätsel zu finden, bittet sie mich, ihr zu helfen, die neun Monate, die sie im Schoß ihrer Mutter verbracht hat, wieder aufleben zu lassen.

Zu Beginn der Sitzung ermutige ich sie, ihren erwachsenen weiblichen Körper zu spüren, dann helfe ich ihr mit den folgenden Worten: „Du verlässt die erwachsene Frau, um wieder ein Baby zu sein. Du bist ein Punkt, du bist ein Kreis. Alles ist rund. Du nimmst Gestalt im Schoß deiner Mutter an."

Sylvie lässt sich leicht in diese Baby-Welt führen.

Ich gebe hier ihre Worte wieder:

„Ich bin im Universum. Mir geht es gut. Es ist weit weg."

Dann schweigt sie lange, während sie weiterhin „in der Luft schwebt". Ich verstehe, dass sie sich entschieden hat, in der Luft zu bleiben. (Es ist möglich, dass sie sich als Fötus weigerte, sich auf der Erde niederzulassen. Es ist auch möglich, dass ihre Depression, die Anziehungskraft, die der Tod auf sie ausübte, aus dem Wunsch herauskam, dieses verlorene Paradies wiederzufinden.)

Ich helfe ihr, auf die Erde zurückzukehren; ich breche das Schweigen, um mit Autorität zu sagen: „Ich bin im Schoß meiner Mutter!"(Sylvie sagt mir nach der Sitzung, dass sie diesen Moment als abrupte „Notlandung" erlebt hat!)

Hier sind ihre eigenen Worte, die beschreiben, was sie im Mutterleib erlebt:

Sylvie: „Es ist neutral. Weder gut noch schlecht." Dann hat Sylvie plötzlich ein Zittern in den Beinen. Sie sagt zu mir: „Es ist nicht schlimm. Es fühlt sich gut an, wenn du mich berührst.... Ich denke, ich sehe wunderschön aus (sie lächelt). Ich finde mich in meinem Inneren schön." Dann sagt sie:" Es ist, als ob sich die Oberseite meines Körpers von der Unterseite gelöst hat. Es sind jetzt zwei Teile."

Sylvie versetzt sich in eine fötale Position, die Beine über dem Bauch gebeugt. Das Zittern setzt sich in ihrem Unterkörper fort und sie macht Bewegungen mit ihren Armen und Beinen. Ihre Bewegungen sind ziemlich heftig, wie solche, die man macht, wenn man Angst hat. Ihr Gesicht spiegelt keinen Ausdruck wider.

Die krampfähnlichen Anfälle setzen sich fort wie eine Art unkoordinierte Verkrampfung der Glieder. Sie bewegt sich wie ein Fötus in der Gebärmutter. Sie dreht sich nach rechts und links. Die Armbewegungen sind heftig. Sie boxt zum Beispiel mit dem linken Arm und dann mit dem rechten Ellbogen. Die Bewegungen hören in der Luft auf, als ob sie von einem Hindernis gestoppt würden, das ich als die Wand der Gebärmutter interpretiere.

Dann erschüttert ein heftiges Beben den ganzen angespannten Körper, immer noch in der fötalen Position. Diese Sequenz ist lang und heftig. Sylvie wehrt sich nicht dagegen. Sie scheint zu ersticken. Der in sich gekrümmte Körper ist völlig erschüttert. Die Krämpfe sind heftig. Der Erstickungshusten geht weiter. Und dann, endlich, beruhigt sich alles. Sylvie hat gerade eine Art Erstickung im Mutterleib erlebt, obwohl ihre Mutter nie geraucht hat und während der Schwangerschaft keine Atemwegsprobleme erwähnt hat.

Die Szene sah kurioserweise aus wie eine Abtreibung, die aus der Sicht des Fötus erlebt wurde.

Könnte es möglich sein, dass sie die Abtreibung ihrer älteren Geschwister „neu durchlebt" hat?

Ich schlage Sylvie vor, Kontakt zu diesem Kind aufzunehmen, von dem sie denkt, es sei ein Junge.

Ich sage: „Er ist dein großer Bruder. Er hat seinen Platz in Mamas Herzen: seinen Platz als Ältester, und du überlässt ihn ihm. Er lebte im gleichen Bauch wie du. Es macht dich traurig, dass er brutal herausgeworfen wurde, aber du überlässt ihn seinem Schicksal. Du musst deinen eigenen Weg gehen. Sylvie sagt: „Ich fühle diesen großen Bruder, der mir Mut macht und mich beschützt. Ich fühle das Leben in mir, zu dem ich seit meiner neuen „Geburt" nach dem Klinikaufenthalt ja gesagt habe."

Der Rest der Sitzung läuft ohne weitere Zwischenfälle ab. Kein Zittern mehr! Das „Erdbeben" ist vorbei. Die Ruhe ist wieder da.

Sylvie visualisiert sich nach ihrer Geburt. Es geht ihr gut. Mama ist da und Papa ist da. Sie sind glücklich.

Sylvie realisiert, dass der Bauch ihrer Mutter, in dem sie neun Monate lang gelebt hatte, nicht nur ein sicheres und gemütliches Nest war, sondern auch ein Sarg (wie sie ihn nennt). Ihre Mutter hatte sich nicht die Zeit genommen, ihr abgetriebenes Kind zu betrauern und ihm einen Platz in der Familie zu geben. Sie hatte ihr Geheimnis nur wegen Sylvies Therapie enthüllt. Seitdem verstand Sylvie, warum sie sich in der Rolle der Ältesten in der Familie unwohl gefühlt hatte.

Sie erkennt, dass die Gebärmutter, in der sie neun Monate lang lebte, noch immer vom älteren Bruder „bewohnt" war, vielleicht auch von der Traurigkeit der Mutter, die noch nicht mit der Trauer um ihr erstes Kind abgeschlossen hatte. Sie versteht jetzt, warum sie manchmal an die Existenz eines Zwillingsbruders gedacht hatte, der früh „verschwand". Sie versteht, warum sie sich Frauen so nahe fühlte, die eine Fehlgeburt oder Abtreibung hatten. Sie versteht, warum es ihr vertraut erschien, ein totes Baby in ihren Händen zu halten.

Nach einer Abtreibung, bei der die Frau nicht bewusst um das Kind trauern kann, halte ich es für möglich, dass destabilisierende Kräfte in das Leben von nahestehenden Menschen eindringen können: Paare verlieren sich in gegenseitigen Vorwürfen, Mütter werden depressiv, Brüder und Schwestern fällt es schwer, zu leben, und niemand versteht, warum.

In ihrem Buch *„L'emprise des âmes"* [5], Seite 86, spricht Anne Deligne von Seelen, die sich an den jüngeren Bruder oder die jüngere Schwester klammern. Ich zitiere aus ihrem Buch: „Im Falle einer Abtreibung oder Fehlgeburt kann sich die Seele des abgetriebenen Fötus an das nächste Kind klammern, wenn es zu einer neuen Befruchtung kommt. Das neue Wesen trägt die Seele seiner älteren Geschwister mit sich, was zu Verwirrungen führt, die wir jetzt zu verstehen beginnen."

Edmée Gaubert berichtet in ihrem Buch *„De mémoire de fœtus"* [9] von einem Kindergartenkind, das im Sommer seitenweise Schneemänner zeichnete. Weil es damit nicht aufhörte, informierte die Lehrerin die Eltern. Die Mutter erzählte von der In-vitro-Fertilisation: Das befruchtete Ei war eingefroren, bevor es in die Gebärmutter implantiert wurde; das Kind behielt die Erinnerung daran. S.103: „An dem Tag, als seine Eltern zustimmten, ihm das Geheimnis seiner Herkunft zu verraten, war es vier Jahre alt. Seine Menschen lebten dann endlich nicht mehr im Schnee eingesperrt: Sie wurden zu echten Menschen."

3. Die blaue Schale

Eines Abends läutet eine etwa fünfzig Jahre alte Frau an meiner Tür. Sie hat keinen Termin vereinbart; ich kenne sie nicht. Was will sie von mir? In ihrem Alter kann sie doch unmöglich schwanger sein, oder?

Sie erzählt mir, dass sie im Nachbardorf lebt, dass sie mein Hebammenschild beim Spazierengehen gesehen hat, und spontan beschloss, zu klingeln. Ich lasse sie in den Flur hereinkommen, bin allerdings etwas misstrauisch.

Ein wenig verlegen erklärt sie mir, dass sie Probleme mit ihrer Vagina hat und hofft, dass ich ihr in meiner Eigenschaft als Hebamme helfen könnte. Während sie redet, denke ich, dass sie wohl an der falschen Tür geklingelt hat und dass ich ihr die Adresse einer Osteopathin geben könnte, die sich auf diese Art von Problemen spezialisiert hat. Sie berichtet, dass sie mehrere Behandlungen versucht hat - ohne Erfolg. Sie hat eine zwanzig Jahre alte Tochter und fragt sich, ob ihre Probleme mit der Entbindung zu tun haben könnten und erwähnt auch nebenbei dass sie in ihrer Jugend mehrere Abtreibungen hatte.

„Könnten meine sexuellen Probleme mit diesen Abtreibungen zu tun haben? „fragt sie auch.

Ich weiß es nicht und sage es ihr. Aber da die Trauerarbeit von Sternenkindern zu meinen „Spezialitäten“ gehört, biete ich ihr, wenn sie es möchte, eine Rückreise auf die Spuren der Abtreibungen an. Auch wenn es ihre sexuellen Probleme nicht direkt verbessern wird, kann es ihr nur gut tun, so denke ich. Zu meiner großen Überraschung nimmt sie mein Angebot ohne Zögern an und wir vereinbaren ein erstes Treffen. Es ist, als ob sie dafür gekommen wäre!

Katia gehörte in den 1980er Jahren den feministischen Bewegungen der revolutionären Jugend in West-Berlin an. Mit ihren Freunden/innen hatte sie Wände von Gebäuden durchbrochen, um unbewohnte Häuser zu besetzen. Sie hatte die sexuelle Revolution mit großer Freiheit erlebt: Sie hatte oft den Partner gewechselt und sich ohne jeden Skrupel dreier unerwünschter Schwangerschaften entledigt. Nach vielen Jahren war sie vernünftiger geworden und hatte sich in Süddeutschland niedergelassen, wo sie nun mit einem festen Partner lebt und als freie Künstlerin arbeitet.

Katia kommt dreimal. Jede Sitzung endet mit einem bewegenden und friedlichen „Wiedersehen“ mit einem ihrer „Engelbabys“. Sie offenbart mir von Sitzung zu Sitzung, dass sie Elias, Simon und Benjamin heißen.

Einige Tage nach der letzten Sitzung kommt sie ohne Vorwarnung wieder zu mir nach Hause. Sie trägt in ihren Armen eine große dunkelblaue, mit Wasser gefüllte Glasschale, auf der drei wunderschöne weiße Blumen schwimmen. Die drei Blumen verkörpern ihre drei Sternenkinder. Es ist eine Art Abschiedszeremonie: Sie stellt die Schale mit ihrem kostbaren Inhalt vorsichtig auf meinen Tisch und kommentiert kurz:

„Das ist ein Geschenk für dich, um mich bei dir zu bedanken!“

Kapitel 3.

Die Bedeutung der pränatalen Trauer nach einer Abtreibung oder Fehlgeburt

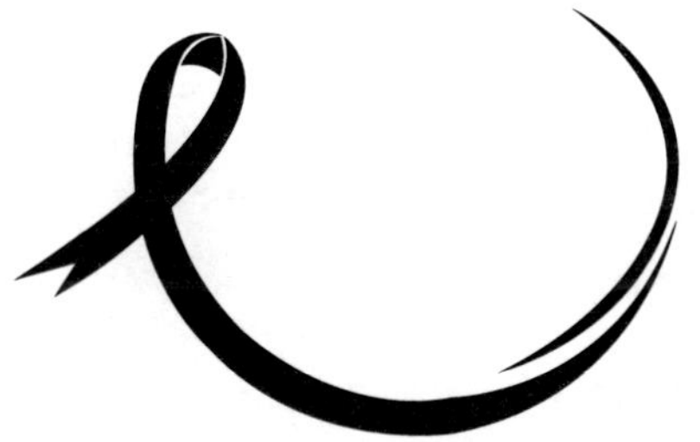

I. Wenn die Trauer nicht stattgefunden hat

Wenn die Trauer nicht bewusst stattgefunden hat, spürt die Frau oft eine latente Traurigkeit, für die sie keinen Grund nennen kann. Oft sprechen Frauen mit mir über diese Traurigkeit. Christine Schweitzer[21] gibt in ihrem Buch „Osteopathie intrapelvienne“ ein Beispiel (S.46): „Frau X hat gerade problemlos ein hübsches und gesundes Baby zur Welt gebracht; trotzdem ist sie sehr traurig. Bei näherem Nachfragen stellt sich heraus, dass sie im ersten Drittel dieser Schwangerschaft geblutet hatte und ein Zwillingsbaby verlor. Auch wenn dieser Verlust verdrängt und verharmlost wurde, löschte die Geburt ihres gesunden Babys die Trauer über den ersten Zwilling nicht vollständig aus.“

1. Mögliche Folgen von Fehlgeburten/Abtreibungen auf folgende Schwangerschaften; Beispiele aus meiner Praxis (offene Liste)

A - Angst

Es geht um die Angst vor einer weiteren Fehlgeburt oder den Verlust des neuen Kindes.

Eine schwangere Frau, die in der Vergangenheit eine Fehlgeburt erlebt hat, hat oft etwas von ihrem Vertrauen in das Leben und in ihre Fähigkeit, eine gute Mutter zu sein, verloren. Sie hat Angst vor einer neuen Fehlgeburt und braucht viel Zeit, sich emotional in eine Beziehung zu einem neuen Baby einzulassen.

Wenn sie eine frühe Fehlgeburt erlebt hat, wird die Frau nach Ablauf der ersten 12 Wochen mehr oder weniger beruhigt sein und es wagen, von da an mit ihrer Familie und Freunden über ihre Schwangerschaft zu sprechen. Es bleibt aber oft eine Unsicherheit, die bei Schwangerschaftsvorsorgeuntersuchungen leicht wieder auftaucht, wenn im Laufe der Vorsorge wiederholt nach Missbildungen oder Krankheiten geschaut wird.

Wenn eine Frau nach den ersten drei Monaten einer Schwangerschaft eine Fehlgeburt erlebte, ist die Angst bei der nächsten Schwangerschaft noch schwerer zu überwinden.

Folgen der Angst:

1 - Die schwangere Frau vermeidet es so lange wie möglich, ihre Familie und Freunde über die Schwangerschaft zu informieren.
Aus Angst, wieder enttäuscht zu werden und - im Falle einer Fehlgeburt - sich dem Mitleid der Menschen um sie herum auszusetzen, spricht sie zunächst mit niemandem über die Schwangerschaft. Sie versucht, den Fötus zu ignorieren und investiert wenig in die Beziehung zu ihrem Ungeborenen. Dadurch hofft sie weniger unter der Trennung zu leiden, wenn die Schwangerschaft wieder mit einer Fehlgeburt endet.

Beispiel von *Stephanie,* die in einer Schwangerschaft eine Fehlgeburt in der fünften Schwangerschaftswoche erlebte: Als sie wieder schwanger ist und mich besucht, hat sie in der 15. Schwangerschaftswoche ihren Eltern, mit denen sie in enger Beziehung steht, immer noch nichts von dem neuen Baby erzählt.

2 - Die Schwangere nimmt vermehrt Vorsorgeuntersuchungen beim Gynäkologen oder der Hebamme wahr.
Auf der Suche nach Sicherheit klammert sie sich an Ultraschallbilder, obwohl sie weiß, dass die Herztätigkeit ihres Babys auf dem Bildschirm sie nur für eine sehr kurze Zeit beruhigt. Wenige Tage nach der Untersuchung kehrt die Angst zurück. Ihre vermehrten Untersuchungen machen sie immer abhängiger von der Medizin auf Kosten des Vertrauens in ihr mütterliches Wissen, was ihr Selbstwertgefühl weiter reduziert.

3 - Vorzeitige Wehentätigkeit, Angst vor Blutungen, Gefahr einer vorzeitigen Entbindung
Besorgt achtet die Frau auf geringste Anzeichen ihres Körpers. Zum Beispiel in Fällen, in denen sie eine spontane Fehlgeburt erlebt hat, die mit einer Blutung begann, wird sie öfters auf die Toilette gehen, um sicherzustellen, dass sie nicht blutet.

Sie neigt dazu, eine leichte Spannung in ihrem Unterleib als drohende Wehen zu interpretieren, und Angst kann sogar echte Wehen verursachen!

Simone

Sie spricht von der Schwangerschaft mit ihrem Sohn Julius, ein Jahr nach dem Verlust von Zwillingen in der 17. Schwangerschaftswoche:

„Wir haben unseren Eltern von der Schwangerschaft mit Julius erst nach der 12. Woche erzählt und unseren Freunden erst in der 20. Woche. Ich hatte Angst, dass das Baby behindert sei, ich hatte Angst, es zu verlieren. Ich wartete ungeduldig und ängstlich auf die Ergebnisse der Ultraschalluntersuchung im dritten Monat und die Messung der Nackenfalte. Wir haben viele Ultraschalluntersuchungen machen lassen. Jede Untersuchung beruhigte mich leider nur für kurze Zeit. Es ging mir nicht gut. Ich wurde vom Arzt oft krankgeschrieben. Ich beneidete die schwangeren Frauen, die glücklich waren und ihre Schwangerschaft sorglos genossen. Zweimal war ich in der Klinik wegen vorzeitiger Wehen. Für mich waren diese beiden Aufenthalte im Krankenhaus von Vorteil, denn zu Hause gab meine Mutter ihre Ängste an mich weiter. Sie stand immer noch unter Schock über den Tod meines Vaters und den Tod unserer Zwillinge, ihre ersten beiden Enkelkinder. In der 32. Woche ließ ich mir Kortison spritzen, um die Reifung der Lungen des Babys im Frühstadium zu beschleunigen. Danach war ich beruhigt. Ich habe erst sieben Tage nach dem geplanten Geburtstermin entbunden.

4 - Alpträume
Eine Frau, in der 10. Woche schwanger, die zwei spontane Fehlgeburten erlebt hatte, erzählte mir: „Mir ist übel und es fühlt sich an, als hätte ich eine Kugel in meiner Leber. Ich träume regelmäßig vom Tod; zum Beispiel sehe ich mich, wie ich den Rest eines Embryos beseitige oder den Rest eines toten Fohlens wegwische, das eine unserer Stuten gebar."

B - Schuldgefühle
Manchmal fühlt sich die Frau schuldig, - meistens zu Unrecht - dass sie ihr Kind nicht halten konnte. Als Folge ihres schlechten Gewissens versucht sie, sich bei der nächsten Schwangerschaft anders, besser zu verhalten.

Folgen der Schuldgefühle

- Manchmal wird sie zu einer wahren Asketin des gesunden Lebens.
- Sie achtet auf eine gesunde Ernährung, folgt bis ins Detail Ratschlägen, die sie in Ratgebern für Schwangere findet.
- Sie sagt Reisen ab.
- Sie treibt keinen Sport mehr.
- Sie verweigert Geschlechtsverkehr.
- Ihre Askese ist oft von der Angst begleitet, Fehler zu machen oder nicht gesund genug zu leben, auf Kosten der Lebensfreude.

Das Beispiel von Petra

Petra erwartet ihr drittes, heiß ersehntes Kind. Nach einer Fehlgeburt dauerte es dreieinhalb Jahre bis sie wieder schwanger wurde, was ihr wie eine Ewigkeit vorkam. Sie sucht Hilfe bei mir, weil sie diese Schwangerschaft mit einer panischen Angst vor einem erneuten Verlust des Babys erlebt. Abgesehen von ihrer Vorgeschichte hat sie zu Beginn dieser Schwangerschaft zweimal geblutet.

Sie macht mit mir eine Rückreise in die Zeit ihrer Fehlgeburt und erzählt:

„Es ist Karneval. Ich gehe wie vereinbart in den Kindergarten, um die Kinder zu schminken. Als ich aufs Klo gehe, merke ich, dass ich ein wenig Blut verliere. Ich rufe meine Gynäkologin an, die mir sagt, ich solle in die Praxis kommen. Auf dem Ultraschall kann sie keinen Herzschlag finden. Sie rät mir, sofort ins Krankenhaus zu gehen. Ich wehre mich gegen diese Idee. Aber sie besteht darauf, denn ihrer Meinung nach könnte sich der Embryo vielleicht nicht von selbst ablösen.

Ich hole zuerst meine zwei Kinder ab, die vor dem Kindergarten auf mich warten. Ich rufe meine Mutter an, die von der Schwangerschaft noch nichts weiß und weine am Telefon. In diesem Augenblick kommt Jürgen, mein Mann, nachhause und erfährt durch das Telefongespräch mit meiner Mutter von der Fehlgeburt. Wir weinen gemeinsam. Da ich das Gefühl habe, zu ersticken, gehe ich an die frische Luft und laufe ein wenig im Regen. Jürgen macht sich Sorgen, sucht mich mit dem Auto, und als er mich endlich findet, bittet er mich einzusteigen. Ich möchte aber lieber zu Fuß nach Hause laufen. Dann fahre ich in die Klinik, wo ich sehr lange im Flur der Notaufnahme warten muss. Meine Frauenärztin hatte mir versichert, dass sie den diensthabenden Arzt kontaktieren würde, um mich anzumelden. Leider muss sie ihr Versprechen vergessen haben, denn ich bin nirgendwo angemeldet. Von meinem Klinikaufenthalt erinnere ich mich an nichts anderes, nicht einmal an die Ausschabung. Dagegen erinnere ich mich an unsere Heimkehr: Jürgen, der mich abholen kommt und mich sehr lange allein im Auto warten lässt, während er die Kinder vom Kindergarten abholt. Ich habe Bauchschmerzen. Als er zurückkommt, schreie ich ihn an. Er versteht mich nicht und schreit mich auch an. Zu Hause bin ich traurig. Ich fühle mich leer und suche nach einem neuen Sinn für mein Leben."

Petra weint viel, während sie dieses für sie traumatisierende Erlebnis noch einmal unter Entspannung durchlebt. Als sie zur Ruhe kommt, ermutige ich sie, den Spuren dieses Kindes nachzugehen. Auf ihrer mentalen Reise sieht sie sich in ihrem Schlafzimmer bequem auf dem Bett liegen. Sie hält ihr Baby auf der Brust. Sie weiß nicht, ob es ein Mädchen oder ein Junge ist. Sie weint. Nach einer Weile kann sie es gehen lassen. Sie hat das Gefühl, dass es ihm gut geht. Sie ist in Frieden.

Petra hatte nicht genug Zeit, um den Abgang ihres Kindes wahrzunehmen. Zwischen der kleinen Blutung und der Ausschabung im Krankenhaus vergingen nur wenige Stunden. Diese Art von Erlebnis, die den natürlichen Rhythmus einer Fehlgeburt nicht respektiert, destabilisiert oft die Mütter. Ihr Vertrauen in ihren weiblichen Instinkt verwandelt sich in große Zweifel über ihre Fähigkeit, Dinge zu spüren und ihre Schwangerschaft autonom zu bewältigen. Bei Petra haben das lange Warten auf eine neue Schwangerschaft und die beiden Blutungen zu Beginn der Schwangerschaft ihre Angst verstärkt, dass sie nie wieder das Glück einer entspannten Schwangerschaft erleben könne.

Ich spreche ihr Baby in der Gebärmutter an und sage zu ihm:

„Du siehst, wieviel Trauer Mama trug, als du zu ihr kamst; es ging um die Trauer um dein älteres Geschwisterchen und die große Sehnsucht deiner Mama auf ein neues Baby, das so lange auf sich warten ließ. Mehr als drei Jahre lang erfüllte sich ihr Wunsch nicht; sie war sehr verzweifelt. Um sich vor wiederholten Enttäuschungen zu schützen und als ihre Periode Monat für Monat wiederkam, war ihre Seele nicht mehr in der Lage, zu hoffen. Als du dich dann doch angekündigt hast, konnte sie nicht glauben, dass es wirklich war!"

Petra unterbricht mich und sagt: „Das ist absolut wahr. Ich habe fünf Schwangerschaftstests gemacht!"

Ich fahre fort; diesmal wende ich mich direkt an Petra : „Und trotz der positiven Tests warst du weiterhin sehr skeptisch und hast niemandem von der Schwangerschaft erzählt?“

P - Das ist richtig.

G - Weil du Angst hattest, wieder enttäuscht zu werden, war deine Devise: „Freue dich nicht zu früh!“

Als du eine Blutung hattest, hat dich das sehr beunruhigt?

P - Beim ersten Mal waren es nur Spuren von Blut. Ich ging zum Arzt. Beim zweiten Mal hatte ich eine starke Blutung. Ich erinnere mich, dass ich wieder sehr lange im Wartezimmer gewartet habe. Ich sehe mich auf dem gynäkologischen Stuhl, wie ich auf die Nachricht über eine neue Fehlgeburt warte. Aber es ist alles in Ordnung. Mir wird nur geraten, mich auszuruhen und zu warten. Ich will nicht im Krankenhaus bleiben, denn dort können sie nichts für mich tun. Ich warte zuhause.

G -Wie lange wartest du?

P -Eine Woche. Vielleicht waren es nur vier Tage, die mir so lang wie eine Woche vorkamen!

G -Und du schläfst nachts ein mit Angst und am Morgen beginnst du den Tag mit der gleichen Angst?

P -Eine schreckliche Angst. Auch nachdem die Blutung aufgehört hat und per Ultraschall bestätigt wurde, dass sich der Fötus gut entwickelte, verließ mich die Angst nicht.“

Ich lade Petra ein, die vier Schwangerschaftstests, die sie unnötigerweise durchgeführt hat, mental loszuwerden. Petra wirft sie humorvoll in den Mülleimer. Dann lässt sie ihre Blutung in der Toilette zurück und beschließt, ihre Angst ins Feuer zu werfen!

Da sie einen richtigen Kaminholzofen in ihrem Wohnzimmer hat, schlage ich für die nächsten Tage folgende mentale Übung vor: „Wenn eine neue Angst kommt, kannst du auf ein Stück Papier schreiben, was in deinem Kopf vor sich geht und dann das Papier mit der Angst ins Feuer werfen!“

Ebenso ermutige ich Petra, den Satz „Ich werde nie wieder eine glückliche Schwangerschaft erleben können!“ bewusst wegzuwerfen.

Ich ermutige sie, das Recht auf ihr Glück zu stärken und sich zuzusprechen: „Petra, du hast das Recht auf Glück!“ Als stellvertretende Sprecherin für das Baby im Mutterleib sagte ich zu ihr: „Vor drei Jahren nahm mein Geschwisterchen die Abkürzung zur himmlischen Wiese. Verwechsle mein Schicksal nicht mit seinem! Ich habe bereits doppelt so viel Zeit bei dir verbracht!“

Petra sagt mir noch einmal, wie sehr sie ihre Angst loswerden möchte, die ihr viel Energie raubt. Sie spürt, dass ihr diese Energie fehlt, um sich um ihre anderen Kinder zu kümmern.

In Petras Fall hat eine zu schnelle Ausschabung sicherlich wesentlich zu ihren Ängsten beigetragen.

Wenn die Natur mehrere Wochen für das „Ausstoßen“ eines Embryos, dessen Herz zu schlagen aufgehört hat, vorsieht, dann hat sie dafür gute Gründe. Man sollte den Frauen Zeit geben, diese Tatsache wahrzunehmen und ihnen die Zeit lassen, sich in ihrem eigenen Tempo von der Schwangerschaft und dem Kind zu verabschieden.

Meine Erfahrung hat mich gelehrt, dass Frauen ihre Fehlgeburt viel friedlicher erleben und sich viel schneller erholen, wenn sie sich Zeit nehmen, die Ereignisse in Ruhe zu durchleben. Ihr Leben gewinnt an Qualität, und sie behalten das Vertrauen in ihren mütterlichen Sechsten Sinn, was für die nächste Schwangerschaft sehr hilfreich sein kann.

2. Mögliche Folgen von Fehlgeburten/Abtreibung auf die Geburt von den weiteren Geschwistern

1 Erhöhte Kaiserschnittsrate

Eine Mutter, die einen Teil ihrer Schwangerschaft in der Angst lebt, es könne ihrem Baby schlecht gehen oder es könne sterben, verliert diese Angst nie ganz. Schon das kleinste Warnsignal während der Geburt kann diese Angst reaktivieren und möglicherweise zu Veränderungen in ihrem Kreislauf führen, was zu einer schlechten Sauerstoffversorgung des Babys beitragen kann. Diese Mütter, die das Vertrauen in sich selbst und ihr Baby ein Stück weit verloren haben, neigen eher als andere dazu, sich für einen Kaiserschnitt zu entscheiden.

2 Der Muttermund geht nicht auf.
(Stillstand bei der Eröffnungsphase)

Die unbewusste Angst, ihr Kind wieder zu verlieren, kann dazu führen, dass die Mutter die Eröffnung des Muttermundes blockiert. Es ist, als ob sich die Fehlgeburt im Unterbewusstsein der Mutter wie ein Film über das Geschehen der beginnenden Geburt legen würde.

Beispiel 1 :
Simone sagt über die Geburt ihres ersten lebenden Kindes Julius, ein Jahr nach dem Verlust von Zwillingen in der 17. Schwangerschaftswoche: „Julius wurde sieben Tage nach dem erwarteten Geburtstermin geboren. Meine Beine waren wie verschlossen, ich konnte einfach nicht loslassen.“

Beispiel 2:
Renate kommt zu mir, weil sie verstehen möchte, warum ihr Muttermund bei der Geburt ihres ersten Kindes nicht aufging, sodass ein Kaiserschnitt gemacht werden musste. Als ich sie tref-

fe, ist ihre Tochter ein Jahr alt. Über den Kaiserschnitt ist Renate immer noch enttäuscht. Nach einer sehr harmonischen Schwangerschaft hatte sich Renate auf eine natürliche Geburt eingestellt. Sie sagt, sie lebe glücklich mit ihrem Partner, und beide hätten sich sehr auf das Baby gefreut. Sie fühlte sich bei der Geburt von ihrem Mann gut unterstützt. Sie hatten keine Geldprobleme und lebten in der Nähe ihrer Eltern, die sie unterstützen. Renate möchte gern ein zweites Kind bekommen, aber keinen zweiten Kaiserschnitt! Sie erhofft sich viel von der Sitzung und lässt sich gern auf den Vorschlag einer „Rückreise" ein.

Unter Entspannung erwähnt sie eine kleine vorübergehende Blutung, die sie zu Beginn der Schwangerschaft hatte. Diese Miniblutung hatte sie nicht beunruhigt und war nicht wieder gekommen. Sie erwähnt auch einen Ultraschall, bei dem der Gynäkologe den Eindruck hatte, einen Schatten zu sehen, der manchmal auf das Vorhandensein eines zweiten embryonalen Beutels hinweist. Bei der nächsten Vorsorgeuntersuchung sagte der Frauenarzt nichts mehr über den Schatten, und Renate hatte ihn auch vergessen. (Sie hatte kein Bedürfnis nachzufragen). Laut Ultraschall entwickelte sich der Embryo gut; es war nur einer. Nach einer glücklich erlebten Schwangerschaft erzählt Renate unter Entspannung, wie die Geburt verlief:

„Die Wehen beginnen. Ich blute ein wenig. Ich habe Angst. Ich habe Angst, mein Baby zu verlieren."

Ich warte auf eine Erklärung, aber Renate beschreibt weiter nur den Fortgang ihrer Entbindung, ohne die Angst wieder zu erwähnen. Zusammenfassend erzählt sie, dass der Gebärmutterhals trotz der starken und regelmäßigen Wehen überhaupt nicht aufging. Nach vielen Stunden stimmt sie einer Periduralanästhesie zu, die aber leider den Status quo nicht verändert. Nach einigen weiteren Stunden stimmt sie schließlich resigniert einem Kaiserschnitt zu und Mina, ein kleines gesundes Mädchen, 3400 Gramm schwer, wird geboren. Sie hat während der Geburt und auch in den Tagen danach weder an Sauerstoffmangel noch an einem anderen Problem gelitten. Das Stillen klappt gut.

Warum hatte Renate Angst, dass das Kind sterben würde? Warum hat sich der Muttermund nicht eröffnet?

Einige Mütter haben manchmal eine Vorahnung vom Tod eines Kindes. Aber das passt nicht zum Leben von Mina, die jetzt älter als zwölf Monate ist und nie gesundheitliche Probleme hatte. Gemeinsam suchen wir, woher diese so lähmende Angst kommen könnte, die die Eröffnung blockiert haben muss. In der Anamnese finden wir nichts. Renate versichert mir, dass sie keine Fehlgeburt hatte, keine schweren Krankheiten, dass sie nicht sexuell missbraucht wurde und dass sie nie im Krankenhaus war, außer bei ihrer eigenen Geburt, die unproblematisch verlief und an die sich ihre Mutter gern erinnert.

Das Einzige, was noch zu erforschen wäre, ist die Blutung und der „Ultraschallfleck“ ganz am Anfang der Schwangerschaft. Ich schlage vor, dass Renate versucht, nach Spuren dieses möglichen Zwillings zu suchen.

Um ihr zu helfen, sich wieder in die Schwangerschafts-Situation hinein zu versetzen, schlage ich vor, dass sie sich vorstellt, dass Mina wieder in ihrer Gebärmutter ist. Als sie es sich gut vorstellen kann, sage ich zu ihr: „Jetzt verlässt du Mina und näherst dich deinem anderen Baby. Du fühlst es hautnah und kannst es streicheln.“ Ich warte einen Moment und frage sie, ob etwas geschieht. Sie antwortet mir bewegt, dass sie mit einem kleinen Baby in Kontakt ist, das sich sehr von Mina unterscheidet. Sie beschreibt es mir und sagt amüsiert, es sei ein kleiner Junge!

Sie nimmt sich die Zeit, die Anwesenheit dieses Kleinen zu genießen, bevor sie ihn wieder dahinfliegen lässt. Diesmal lässt sie ihn richtig los!

Was ist wohl mit Renate (-und anderen Müttern nach einer Fehlgeburt-) passiert?

Erinnern wir uns an ihre Worte: „Ich blute ein wenig. Ich habe Angst, dass mein Baby stirbt.“

Als sie den Schleimpfropfen mit etwas Blut verlor und die Wehen einsetzten, erinnerte sie sich unbewusst an den Abgang (Mini-Geburt) ihres anderen Kindes, dessen äußeres Zeichen das gleiche wie eine kleine Blutung war. In ihrem Unterbewusstsein assoziiert sie die Blutung bei Minas Geburt mit dem Abgang von ihrem Sternenkind und den endgültigen Abschied. Sie kann ihr zweites Baby unter der Geburt nicht loslassen: Sie hat Angst, dass es stirbt, wie das andere davor auch. Sie kann es nicht loslassen; Sie hält so gut zurück, dass alles blockiert ist und der Muttermund sich nicht öffnen kann!

3 Erklärung für dieses Phänomen:

Bei einer Fehlgeburt oder Abtreibung kommt es immer zu einem Blut- und Flüssigkeitsverlust und mehr oder weniger starken Krämpfen im Unterleib. Dies sind die Signale, die der Körper gibt, um den endgültigen Abgang des Embryos/Fötus anzuzeigen. Bei der späteren Geburt wecken die gleichen Zeichen (Verlust von Fruchtwasser, kleine Blutungen, Wehen) bei der Mutter die Assoziation mit dem Schmerz, den sie während der Fehlgeburt oder Abtreibung empfand, dem Schmerz im Zusammenhang mit dem Verlust eines Kindes, das sie nie in ihren Armen halten wird. Da sie das nicht noch einmal erleben will, öffnet sie sich nicht. Sie kann dieses neue Kind nicht loslassen, aus Angst, es auch zu verlieren. Sie kann einfach nicht loslassen. Die Wehen sind schrecklich schmerzhaft, der Muttermund öffnet sich nicht, Becken und Damm bleiben verschlossen.
Es ist wichtig, dass die Frau das Kind, das sie nicht zurückhalten konnte, bewusst gehen lässt; es ist wichtig, dass sie mit diesem Sternenkind und mit sich selbst Frieden schließt.

II. Segen eines guten Trauerprozesses

Müttern zu helfen, ihren Sternenkindern den richtigen Platz in ihrem Herzen zu geben, bedeutet, eine harmonische Schwangerschaft und Geburt für das nächste Baby vorzubereiten. Es kann den Müttern helfen, sich nicht zu sehr an das nächste Kind zu klammern und ihm keine unnötigen Ängste weiterzugeben.

Die Geschichten in diesem Kapitel schildern die therapeutische Betreuung von Schwangeren mit der Vorgeschichte von Fehlgeburten oder Abtreibungen.

Nach einer Fehlgeburt kann die Angst, das nächste Kind auch zu verlieren, über die Geburt hinaus anhalten.

Das folgende Beispiel veranschaulicht dieses Phänomen und macht deutlich wie wichtig es ist, einem Kind nicht denselben Namen wie seinem älteren verstorbenen Geschwisterchen oder einer anderen kürzlich verstorbenen Person zu geben.

Die nächsten Erzählungen sprechen von ein- und derselben Mutter, die zeitnah mehrere Fehlgeburten erlebte. Sie sind ein gutes Beispiel für einen verpassten und einen gelungenen Trauerprozess. Weil man die Geschichten nicht trennen kann, erscheinen sie beide auch im Kapitel „Beispiele für einen gut durchgeführten Trauerprozess".

Weil es um vier Schwangerschaften geht, schreibe ich um der Klarheit willen eine Geburten-Anamnese von Suzanne:

- Die erste Schwangerschaft ist eine Eileiter- Schwangerschaft, die mit der Entfernung des Eileiters endet.
- Die zweite Schwangerschaft verläuft gut, und das Baby namens Elena wird am Termin gesund geboren. Die Mutter hat Schwierigkeiten, dieses Kind loszulassen.
- Die dritte Schwangerschaft ist eine Zwillingsschwangerschaft, Die Kinder sterben in der 22. Schwangerschaftswoche.

- Die vierte Schwangerschaft und die Geburt verlaufen problemlos, obwohl Suzanne nur wenige Monate nach dem Tod der Zwillinge wieder schwanger wird.

1. Elena und Elena

Als ich Suzanne zum ersten Mal treffe, ist sie zum dritten Mal schwanger (siehe Anamnese oben). Nach einer ersten Eileiterschwangerschaft hat sie nun eine 13 Monate alte Tochter, Elena. Sie kommt auf Empfehlung einer Freundin zu mir, weil sie mit dieser neuen, dritten Schwangerschaft nicht klarkommt. Sie weint viel. So schnell wieder schwanger zu sein, ist für sie eine Katastrophe, wenn sie auch eine Abtreibung ausschließt. Sie hofft, dass eine Rückreise zur Geburt ihrer Tochter eine Erklärung für ihren Zustand liefern kann, so wie es auch ihrer Freundin geholfen hatte. Ihr Problem? Die neue Schwangerschaft kommt zu früh: Sie hat große Angst, dass sie mit zwei Babys nicht genug Zeit haben wird; sie hat große Angst, ihre älteste Tochter zu vernachlässigen. Die Aussicht, Elena ihrem Mann oder ihrer Mutter oder einer anderen Person während der Entbindung einige Stunden zu überlassen, löst bei ihr Panik aus.

Das Problem? Suzanne möchte und kann Elena nicht loslassen.

Unter Entspannung macht Suzanne eine Rückreise zu Elenas Geburt, die ihr aber nicht hilft, ihr „Rätsel“ zu lösen. Die Geburt verlief gut, und Suzanne erinnert sich sehr gern an sie.

Ich schlage ihr vor, eine Rückreise zur Fehlgeburt zu machen, in der Hoffnung, dabei mehr über die Ursache ihrer Ängste zu erfahren.

Suzanne erzählt was sie unter Entspannung diesmal erlebt:

„Ich habe Bauchschmerzen, sagt sie, also gehe ich zu meinem Frauenarzt. Er sagt mir, dass ich in der siebten Woche schwanger bin, dass sich der Embryo aber im Eileiter eingenistet hat.

Ich wusste nicht, dass ich schwanger war, weil ich eine Blutung hatte, die ich für meine Periode hielt. Ein paar Stunden später werde ich operiert: Ein Eileiter wird entfernt. Ich hatte kaum Zeit, zu realisieren, dass ich schwanger bin, und schon bin ich es nicht mehr!"

Suzanne hatte keine Zeit, sich bewusst zu sein, dass sie ein Kind in sich trägt. Ich frage sie, ob sie nach ihrer Operation traurig ist. Sie antwortet mir:

„Nein! Da mir ein Eileiter entfernt wurde, habe ich nur große Angst, dass ich nie wieder schwanger sein werde."

Ich ermutige Suzanne, zu versuchen, mit diesem Sternenkind in Kontakt zu treten, und es gelingt ihr.

Dann ermutige ich sie, es loszulassen. Ich sage ihr: „Unsere Kinder sind unsere Gäste. Aus Liebe zu ihnen haben wir kein Recht dazu sie für immer in unsere Häuser einzusperren. Auch dein großes Baby Elena darf ihren eigenen Weg gehen."

Suzanne nickt und fährt fort:

„Ja ich sehe ein, dass es wichtig ist, die Kinder loszulassen. Aber was Elena angeht, gebe ich zu, dass ich es noch nicht einmal geschafft habe, sie jemandem anzuvertrauen, nicht einmal für ein oder zwei Stunden - gerade die Zeit, die ich gut gebrauchen könnte, um kurz einkaufen zu gehen. Nicht einmal bei meiner Mutter, mit der ich mich sehr gut verstehe, habe ich sie je allein gelassen. Ich bin sicher, dass beide glücklich sein würden, aber ich kann es einfach nicht. Ich glaube, ich ersticke sie. Das klingt nicht nach mir. Ich erkenne mich nicht wieder. Ich war eigentlich eher ein Wildfang, voller Kühnheit und Abenteuerlust."

Ich bin zuversichtlich, dass Suzanne Elena ein wenig mehr loslassen könnte, wenn sie sich darum bemühte, ihrem ersten (mit der Eileiterschwangerschaft abgegangenen) Kind seinen vollen Platz einzuräumen. Weil sie nicht genug getrauert hat, muss ihre Tochter, die jetzt ein Jahr alt ist, ihre Angst, verlassen zu werden, schultern.

Um ihr Bewusstsein zu stärken und dem Sternenkind seinen vollen Platz zu geben, ermutige ich Suzanne, ihrem ersten Baby einen Vornamen zu geben. Was für eine Überraschung für mich, als sie ganz selbstverständlich sagt:

„Ich hatte für mein erstes Kind schon lange einen Vornamen: Ich wusste immer, dass sie Elena heißt!"

Ich bin verblüfft und schockiert und schweige lange. Dann frage ich sie noch einmal, ob ich sie richtig verstanden habe: „Hast du deiner zweiten lebenden Tochter den Namen gegeben, den du deiner ersten Tochter schon gegeben hattest/hättest?" Suzanne nickt und fragt mich, wo das Problem liegt. Ich erkläre ihr, dass wir aus der Psychologie wissen, dass dies einen Einfluss auf die Entwicklung des lebenden Kindes haben kann und dass es Verwirrung verursachen kann. (Siehe Thema des Ersatzkindes im Buch von Catherine Radet, S. 84. [17]).

Ich verstehe jetzt besser, warum Suzanne eine so große Angst hat, „Elena" zu verlieren. Wahrscheinlich herrscht in ihrem Unterbewusstsein Verwirrung zwischen der ersten und der zweiten „Elena".

Wie könnte sie aus dieser Situation herauskommen? Ich suche nach einer positiven Lösung und frage nach einem zweiten Vornamen von Elena, ihrer lebenden Tochter. Leider gibt es keinen. Ich erkläre Suzanne die Schwierigkeit:

„Es ist wichtig für Elena, die Verwirrung zwischen ihr und ihrer Schwester zu beenden. Du wirst ihr später erklären, dass sie dein zweites Kind ist; dass sie eine ältere Schwester hatte, die als kleines Baby zu früh gegangen ist. Du wirst ihr erklären, dass du lange Zeit über den Verlust traurig warst und Angst hattest, dass sie dich auch verlassen würde. Du wirst sie beruhigen, dass jetzt alles wieder in Ordnung ist. Du weißt, dass sie gesund ist und lange bei dir bleiben wird. Sie darf ihren Weg gehen.

Was den Vornamen anbelangt, schlage ich folgendes vor: „Da ihr den Vornamen von Elena Nr. 2 wahrscheinlich nicht ändern werdet, könntet ihr eurem Sternenkind einen zweiten Namen geben, damit es keine Verwirrung mehr gibt."

Suzanne erzählt mir noch, dass sie kürzlich eine enge Freundin verloren hat und dass dies ein großer Verlust für sie ist. Sie sagt: „Die Leute schenken mir ihre Liebe und Freundschaft, und dann gehen sie!" Sie versteht jetzt, dass diese beiden frühen Verluste womöglich das Rätsel lösen, warum sie sich an ihre Tochter klammert und Angst hat, sie auch noch zu verlieren.

Suzanne kommentiert: „Es ist gut, dass ich schwanger bin. Das zweite Baby wird mir helfen, Elena weniger zu ersticken."

Ich treffe Suzanne weiterhin während ihrer neuen Schwangerschaft. Im dritten Monat stellt sich heraus, dass sie „echte" Zwillinge erwartet, die sich eine Fruchthöhle teilen. Sie ist dauernd krank und erschöpft und leidet fünf Monate lang unter starker Übelkeit. Unmittelbar nach der Sitzung unter Tiefenentspannung war sie guten Willens gewesen, Elena loszulassen; es gelang ihr dennoch nicht. Das Thema der Trennung und die Angst vor dem Tod verließen sie nicht. Nicht, dass die Sitzung „fehlgeschlagen" wäre, aber diesmal handelte es sich um eine Vorahnung. Sie erzählt später davon: „Es war wie eine schwarze Wolke über meinem Kopf, die nicht verschwinden wollte; es war wie ein Damoklesschwert." Und so geschieht es, dass sich die beiden Jungen, die sie liebevoll Max und Moritz nennt, nach 22 Wochen plötzlich „davonmachen". Die beiden Nabelschnüre waren ineinander verwickelt. Suzanne und ihr Mann erfahren von der Tragödie bei einer routinemäßigen Vorsorgeuntersuchung. Unter dem Schock will Suzanne die Geburt schnell hinter sich bringen, und so fahren sie direkt von der Frauenarztpraxis ins Krankenhaus, um die Geburt noch am selben Tag einleiten zu lassen. Suzanne ruft sofort ihre Eltern, ihre Freunde und mich (ihre Hebamme) und bittet uns alle, um unsere Hilfe. Am Telefon kann sie mir ihren Schmerz, ihre Zweifel und ihre Wut ausdrücken. Ich sage ihr, dass es für sie jetzt wichtig sei, sich etwas Zeit zu nehmen und schaffe es, sie davon zu überzeugen, keine Medikamente zur Einleitung zu nehmen, bevor sie eine Sitzung zur Visualisierung der Geburt der Babys mit mir macht. Ich verspreche ihr, sie noch am selben Abend zu besuchen. Direkt nach meiner letzten Sprechstunde begebe ich mich zu dem Paar im Krankenhaus. Ich treffe sie im Kreißsaal, wo sie sich breitgemacht haben. Ulrich hat sogar die Uhr die zu laut tickte abgehängt und die Batterien abgebaut. Die rücksichtvollen Hebammen achten darauf, dass wir während der Entspannungssitzung nicht gestört werden. Ich helfe Suzanne und Ulrich, die Geburt der beiden Kinder mental „vorweg zu erleben". Ich ermutige Suzanne, loszulassen, und beschreibe ihr den Ausgang der Babys mit folgenden Worten: „Du lässt sie in der Strömung eines großen Flusses gehen..." Weit weg von ihrem Panikzustand am Morgen, hat Suzanne wieder Friede und Ruhe gefunden; sie fühlt sich gut vorbereitet für die Geburt. Ich verabschiede mich von den Beiden und halte mich bereit wieder zu kommen, sobald diese es brauchen.

Gegen 22.30 Uhr, nimmt Suzanne die ersten Tabletten Prostaglandin zur Einleitung ein und schläft unmittelbar danach entspannt ein. Gegen zwei Uhr morgens wird sie von den ersten Wehen geweckt. Zweieinhalb Stunden später werden die Kinder mit einer einzigen Presswehe geboren: Eine starke Welle reicht aus, um die Fruchtblase platzen zu lassen und die beiden Babys auszutreiben, getragen vom Strom des Fruchtwassers.

„Du lässt sie in der Strömung eines großen Flusses gehen..." hatte ich ihr einige Stunden vorher bei der Visualisierung der Geburt ermutigend gesagt. Wie treffend waren diese Worte! Suzanne und Ulrich nehmen die Kinder in ihre Handflächen. Sie lassen sich viel Zeit, die Babys zu entdecken und sie aufzunehmen. Sie verlassen das Krankenhaus am selben Tag. Nur drei Tage vergehen zwischen der Nachricht vom Tod der Babys und der Beerdigung. Diese kurze Zeit reicht aber für Suzanne und Ulrich aus, um die Beerdigung vorzubereiten. Umgeben von ihren Familien und einem sehr verständnisvollen Team werden sie liebevoll unterstützt. Ich erinnere mich, dass Ulrichs Eltern fünfhundert Kilometer weit mit dem Auto fuhren, um sich von ihren beiden Enkeln zu verabschieden. Dabei schneite es! In den folgenden Wochen nimmt sich Suzanne den Raum, ihre Traurigkeit weiterhin zum Ausdruck zu bringen. Sie stellt eine ganze Akte zum Andenken an ihre Babys zusammen und zeigt sie jedem.

Im Gegensatz zur ersten Schwangerschaft gibt sie diesmal ihrer Trauer genügend Raum. „Max und Moritz" bekommen ihre Vornamen: Elias und David. Sie werden im Grab der Großmutter beigesetzt. Sechs Wochen später helfe ich Suzanne in einer anderen Entspannungssitzung, ihre beiden Söhne loszulassen. Als sie ein paar Monate später, mit ihrer nächsten Tochter Mina schwanger wird, lässt sie diese nicht die Folgen einer unvollendeten Trauer tragen. Es gibt keine Verwechslung von Vornamen. Sie durchlebt die Schwangerschaft mit innerer Ruhe und mit Freude. Mina ist von Anfang an ein freies und ausgeglichenes Mädchen.

Und wie ging's mit Elena weiter? Sie ist sechzehn Jahre alt, als ich Suzanne anrufe, um ihr von meinem Buch zu erzählen. „Bis heute", so erzählt mir Suzanne, „ist Elena ein besonderes Kind, das sehr an Mama hängt. Sie hat immer noch Schwierigkeiten, das Haus zu verlassen. Im Kindergarten war es für sie ein Drama, wenn die Gruppe beschloss, einen Spaziergang außerhalb der üblichen Umgebung zu machen. Sie blieb introvertiert und hatte Mühe, Freundschaften zu schließen. Wegen ihrer extremen Anpassungsschwierigkeiten holte Suzanne Hilfe bei einem Psychologen, als Elena vier Jahre alt war. Der Therapeut hatte den Tod der Zwillinge in Betracht gezogen und mit dem Kind an der Aufstellung der Familie „gearbeitet". Suzanne erinnert sich, dass sie zwei Puppen gestellt hatte, um Elias und David, die vermissten Brüder, darzustellen. Ich frage sie, ob sie auch der „großen Schwester", der ersten Elena, einen Platz gegeben hatte, was für Elena viel wichtiger gewesen wäre. Leider hatte der Psychologe dies nicht getan, und Suzanne hatte auch nicht daran gedacht. Wie schade! Da wird mir klar, dass die schwierige Schwangerschaft und der vorzeitige Tod der Zwillinge die erste Eileiterschwangerschaft aus Suzannes Bewusstsein gelöscht hatten. Während ich ihr zuhöre, bedaure ich sehr, dass ich ihr damals die Aufzeichnung der ersten Sitzung, in der sie Kontakt mit der ersten Elena aufgenommen hatte, nicht mitgegeben hatte. Ich erkläre Suzanne am Telefon, dass die Schwangerschaft und der Abgang der Zwillinge für Elena weniger Bedeutung hatten als der Abgang ihrer älteren Schwester. Suzanne erinnert sich dabei tatsächlich gut an ihre Schwierigkeiten, Elena loszulassen, bevor sie mit den Zwillingen überhaupt schwanger war.

Ich ermutige Suzanne, so schnell wie möglich eine Familienaufstellung mit Elena zu machen. [10] und[16].

2. Rosy. Ein weiteres Beispiel veranschaulicht die Bedeutung vom Trauerprozess für zukünftige Schwangerschaften

Rosy

Rosy ist zum dritten Mal schwanger. Sie ist im fünften Monat, als ich sie zum ersten Mal treffe.

Rosy hat vor zwei Jahren eine erste Fehlgeburt in der 11. Schwangerschaftswoche erlebt, und vor nur einem Jahr ein zweites Baby in der 21. Schwangerschaftswoche verloren. Das Kind hieß Simon. Die Ursache der Fehlgeburt war eine Schwäche ihres Muttermundes gewesen, der sich unbemerkt geöffnet hatte. Als Rosy vom Arzt untersucht wurde, war der Muttermund bereits offen, die Fruchtblase war kurz vorm „Platzen". Im Krankenhaus wurde versucht, den Muttermund zu verschließen, aber die Fruchtblase war während des Eingriffs gerissen, und eine Woche später wurde das Kind tot geboren. Es war für Rosy sehr schmerzhaft gewesen, zu erleben, dass sie ihr Kind nicht schützen konnte. Traumatisierend war auch für sie, dass sie gar nicht bemerkt hatte, dass der Muttermund aufging und damit die Geburt begonnen hatte. Um ihrem dritten Baby eine größere Überlebenschance zu geben, fuhr sie nach Berlin (700 km entfernt), um von einer neuen Technik namens FTMV („früher totaler Muttermundverschluss") zu profitieren. Nach der Operation versicherten ihr die Ärzte, dass der Muttermund dieses Mal nicht zu früh aufgehen würde. Sie sicheren Sie, dass eine Strenge Bettruhe nicht notwendig wäre, dass sie ein normales Leben führen sollte; sie sollte sich nur nicht überfordern. Diese Hinweise kann Rosy aber nicht befolgen - ihre Angst ist zu groß.

Sie verlässt kaum ihr Bett und verbringt ihre Tage damit, jedes Anzeichen ihres Körpers zu beobachten. Sie konsultiert oft Ärzte. Eine Hebamme aus der Universitätsklinik ruft mich besorgt an, um sich bei mir Rat zu holen: „Es geht um eine Frau, die fast jede zweite Nacht in unsere Notaufnahme kommt, so groß ist ihre Angst, ihr Kind zu verlieren", sagt sie mir am Telefon. Und sie fährt fort: „Alles ist bei ihr in Ordnung: Sie hat keine Wehen, und das Kind übt keinen Druck auf den perfekt verschlossenen Muttermund aus. Sie, 15 Wochen lang, in eine Universitätsklinik stationär aufzunehmen, scheint mir nicht die richtige Lösung für sie zu sein."

Abgemacht. Ich bin bereit, Rosy zuhause zu betreuen. (Ich werde einmal pro Woche zu ihr fahren, sieben Wochen lang.) Ich begegne das erste Mal einer traumatisierten Frau voller Ängste. Sie verbringt die meiste Zeit liegend auf dem Sofa und bewegt sich so wenig wie möglich. Das Einkaufen, Mahlzeiten vorbereiten und Putzen der Wohnung überlässt sie völlig ihrem Mann. Selbst im Liegen führt sie jede ihrer Bewegungen so aus, als wolle sie verhindern, dass eine auf ihrem Bauch liegende Porzellanvase verrutscht und zerbricht!

Als ich ihr den Vorschlag mache, selber ihren Bauch sanft abzutasten, um ihr Baby zu spüren und zu fühlen, ob ihr Bauch weich oder hart ist, beginnt sie zu zittern und zu weinen. Sie hat eine panische Angst, dass das einen Blasensprung verursachen könne. Für Rosy war es ganz schlimm, dass Simon noch am Leben war, als sich die Geburt zu früh ankündigte und dass sie unfähig war, ihm das Leben zu retten.

Chronologisch gesehen wäre eine Verarbeitung der ersten Fehlgeburt dran. Weil Rosy im Vorgespräch aber fast nur von Simons Tod spricht, entscheide ich, diesem dramatischen Erlebnis Vorrang zu geben. Ich schlage ihr vor, eine Rückreise unter Entspannung zu erleben und sie willigt ein.

Ich schalte Musik ein, helfe Rosy, sich zu entspannen und führe sie in Gedanken zum Beginn von Simons Schwangerschaft. Als ich sie frage, woran sie denkt, antwortet sie mir:

„Ich erfahre vom Arzt, der den Ultraschall macht, dass es nicht mehr lebt.“ Zu unserer Überraschung sieht sich Rosy nicht wie erwartet mit Simon, sondern mit dem ersten Baby. Also bitte ich sie, ganz auf den Anfang der Schwangerschaft zurück zu schauen. Sie erzählt:

„Ich erfahre, dass ich schwanger bin. Ich bin froh, schwanger zu sein.... Der Arzt bestätigt die Schwangerschaft.“

Dann in der 11. Woche:

- „Ich sehe die Szene beim Frauenarzt, der einen vaginalen Ultraschall macht und mir sagt, dass vom Embryo fast nichts mehr zu sehen ist. Er schreibt mir eine Überweisung für die Klinik.

- Johannes (Ehemann) und ich gehen direkt in die Universitätsklinik, wo die Diagnose bestätigt wird. Uns wird gesagt, dass ich wiederkommen muss, wenn in den nächsten drei Tagen keine Spontanblutung einsetzt.

- Ich verbringe ein sehr schlechtes Wochenende. Am Montag wird in der Klinik die Ausschabung gemacht, und ich komme am selben Tag nach Hause.

Eine Nachbarin, die ich oft sehe, ist schwanger. Es ist schwer für mich, ihr zu begegnen. Meine Freunde nehmen keine Rücksicht auf meine Fehlgeburt, die sie zu ignorieren scheinen. Das tut mir weh."

Immer noch im Entspannungszustand nimmt Rosy Kontakt mit ihrem ersten Baby auf. Sie sieht sich in ihrem Wohnzimmer mit ihm. Sie glaubt, es sei ein kleiner Junge.

Beim nächsten Termin, eine Woche später, ermögliche ich ihr dieses Mal, eine Rückreise in die Geburt von Simon zu machen.

Nach dieser doppelten Trauerarbeit gelingt es ihr, ihre Angst besser im Griff zu haben. Sie braucht nie wieder nachts in die Notaufnahme des Uniklinikums zu fahren und hält sich an die vorgesehenen Vorsorgeuntersuchungen bei ihrem Frauenarzt. Obwohl ich es ihr angeboten habe, ruft sie mich kein einziges Mal außerhalb der vereinbarten Termine an. Die Geburt wird termingerecht eingeleitet, der Muttermundverschluss löst sich spontan während der Geburt, so, wie man es ihr vorausgesagt hatte, und sie braucht keine Periduralanästhesie. Sie erinnert sich sehr gern an Jakobs Geburt.

Drei Jahre später bekommt sie ein weiteres Kind, Benjamin. Während der Schwangerschaft, die problemlos verläuft, führt sie ein normales Leben zuhause. Abgesehen vom Eingriff in der dreizehnten Woche, wo sie in Berlin erneut einen Muttermundverschluss durchführen lässt, benötigt sie keine weitere medizinische Unterstützung als die Routinevorsorgeuntersuchungen. Am Termin stellen die Ärzte fest, dass das Fruchtwasser trübe ist; weil sie unsicher sind ob es sich um Vernix (Käseschmiere was am Ende der Schwangerschaft im Fruchtwasser schwimmt) oder Mekonium (Stuhlgang vom Baby im Fruchtwasser, der im seltenen Fällen ein Zeichen für einen Stoffmangel des Feten sein könnte), empfehlen sie, die Geburt einzuleiten. Rosy stimmt der Einleitung zu und bleibt ruhig, denn sie weiß, dass es ihrem Baby gut geht. Die Geburt läuft schnell und reibungslos. Von der ersten Wehe an bis zur Geburt dauert es zweieinhalb Stunden, und Rosy erinnert sich gern daran. Sie fühlt sich während dieser Schwangerschaft und Geburt sicher und stark und erzählt mir später: „Ich war nach der Geburt so fit, dass ich überlegte, direkt nach Hause zu gehen. Ich hatte aber das Glück, ein schönes Einzelzimmer bekommen zu haben, als wäre ich eine Privatpatientin; so entschied ich mich, dort zwei Nächte zu bleiben, um mich auszuruhen."

3. Yoann, Milla, Dorian.

Melanie ist schwanger und will zu Hause gebären, deshalb kommt sie zu mir. Zu Beginn unseres ersten Gesprächs sagt sie mir, dass dies ihr erstes Kind ist (sie erwähnt zunächst ihre Fehlgeburten nicht). Sie ist erst 25 Jahre alt, vermittelt mir aber den Eindruck einer reifen Frau zu sein. Sie ist Körpertherapeutin. Sie will unbedingt zu Hause gebären.

Obwohl sie mir versichert, dass das Baby sehr erwünscht ist, trägt sie Traurigkeit in sich. Sie sagt mir, dass sie jedes Mal weinen muss, wenn sie das Wort „Kind" hört. Woher kommt diese Traurigkeit?

Ich stelle ihr Fragen über die Schwangerschaft ihrer Mutter, über ihre eigene Geburt, ihre Kindheit. Sie weiß, dass ihre Mutter eine Fehlgeburt hatte, bevor sie schwanger mit ihr war. Dann spricht sie über die Trennung der Eltern, mehrere sexuelle Missbräuche und mehrere Abtreibungen. Sie sagt mir, dass sie ihren Körper nicht mag.

Weil sie sich so „mies" fühlt, nimmt sie meinen Vorschlag gern an, eine Rückreise in ihre Geschichte zu machen, ohne dass wir genau festlegen, welches Ereignis Vorrang haben wird.

Melanie schließt die Augen und entspannt sich. Ich wiederhole den Schlüsselsatz, den sie mir gesagt hatte: „Ich muss weinen, wenn ich das Wort „Kind" sage. Mit diesem Wort assoziiert Melanie sofort ihre erste Schwangerschaft.

Hier sind einige Auszüge aus dieser **ersten Sitzung:**

„Wir kennen uns erst seit kurzer Zeit. Ich habe vor drei Monaten aufgehört, die Pille zu nehmen, weil ich glaube, dass es nicht gut für meine Gesundheit ist. Meine Periode ist nicht gekommen. Ich gehe zu meiner Frauenärztin, die ich sehr schätze. Sie macht eine Ultraschalluntersuchung. Sie sagt mir, dass ich schwanger bin. Sie schimpft mich aus. Ich fühle mich wie ein kleines Mädchen, das dabei erwischt wurde, etwas Dummes getan zu haben.

Ich verlasse ihre Praxis.

Ich bin in einem Supermarkt. Ein Baby liegt in seinem Kinderwagen. Es schaut mich an, und ich sehe Vorwürfe in seinen Augen. Ich werde diesen Blick nie vergessen.

Thibaut und ich wissen nicht, was wir tun sollen. Eine Schwangerschaft passt nicht in unser Leben. Wir rufen Thibauts Mutter an. Ihr können wir alles erzählen. Sie sagt, dass sich die Seele eines Babys erst nach drei Monaten „einerdet" und dass wir frei entscheiden sollen, was für uns gut ist. Wir entscheiden uns für eine Abtreibung. In der folgenden Nacht tritt eine Blutung spontan auf. Ich glaube, dass das Kind abgegangen ist, weil es nicht der richtige Zeitpunkt für uns war. Da ich aber zu stark blute, muss ich ins Krankenhaus fahren. Zuerst nehmen mich die Ärzte nicht ernst, dann machen sie eine Ausschabung. 24 Stunden später verlasse ich die Klinik.

Am nächsten Tag habe ich in der Schule eine Prüfung. Ich bestehe sie, sogar mit einer guten Note!"

„Du kannst gut funktionieren!" bemerke ich.

„Ja" bestätigt sie, „auf dem Gebiet bin ich eine Expertin!"

Melanie weint. Ich lade sie ein, mit dem Kind in Kontakt zu treten, wie es die Mütter mit ihrem sechsten Sinn machen können. Erst klappt es nicht. Sie sieht eine Wand, die sie daran hindert, Kontakt aufzunehmen. Dann aber hebt sich der Schleier wie von selbst.

„Es ist ein Junge!"... sagte sie stolz mit fester Stimme.

„Es geht ihm gut!“, fügt sie hinzu.

Am Ende der Sitzung sage ich zu ihr: „Dieser kleine Junge, den du gesehen hast, ist der Älteste. Ich bin sicher, dass er glücklich ist, dass du einen kleinen Bruder oder eine kleine Schwester in dir trägst, ein Kind, das länger bei dir bleiben darf.“ Melanie sagt, dass die Wand, die sie in der Sitzung gesehen hat, die gleiche ist wie die, die sie bis jetzt davon abgehalten hat, Kontakt mit ihrem Ungeborenen aufzunehmen, der in ihrem Bauch wächst.

Ich vergleiche die Wand mit einer Schleuse. Melanie hat sich selbst daran gehindert, die Schleuse zu öffnen, und so hatte sie keinen Zugang zu ihren Gefühlen. Sobald die Schleuse geöffnet ist, kann Freude fließen, aber auch Schmerz wegen des Verlustes ihrer anderen Kinder.

Ich informiere Melanie, dass sich Freude und Trauer sicherlich in den nächsten Tagen in ihrem Herzen vermischen werden. Ich ermutige sie jedoch, all ihre Gefühle anzunehmen und sie sich ausdrücken zu lassen, ohne einige wegzulassen.

Als wir uns einige Wochen später wieder sehen, sagt sie zu mir:

„Nach unserem letzten Gespräch empfand ich wieder ein Gefühl der Freude. Mein erstes Kind heißt Yoann. „Sonnenschein-Kind!“

Von der **zweiten Schwangerschaft** behält Melanie einen bitteren Nachgeschmack, vielleicht ähnlich dem Gefühl, das eine Frau nach einem sexuellen Missbrauch empfindet, auch wenn sie dem Geschlechtsverkehr zugestimmt hat. Hier ein Auszug aus ihrer Erzählung:

„Ich bin Mitglied einer Tanzgruppe. In der Nacht nach der Probe schlafe ich mit F., einem Musiker der Band. Es ist ein „one-night-stand“ und hat nichts mit Liebe zu tun. Der Mann ist viel älter als ich. Es war nicht gut für mich und hinterlässt bei mir ein Gefühl des Ekels. Als meine Periode nicht kommt, kann ich die Verbindung zwischen dieser einen Nacht und der Entstehung eines Kindes nicht herstellen. Ich informiere den Mann über die Schwangerschaft, aber es kommt keine Reaktion. Als ich einem anderen Freund davon erzähle, unterstützt er mich auch nicht. Ich fühle sehr früh, dass meine Brüste beim Tanzen sehr gespannt sind...

Ich gehe zu der Gynäkologin, die mir bei der ersten Schwangerschaft geholfen hat. Ich schäme mich. Da es noch früh ist, kann sie es ambulant in ihrer Praxis tun. Sie hat ein Zimmer im Keller. Lokalanästhesie. Erweiterung des Muttermundes. Absaugen. Ich spüre nur das Stechen im Muttermund. Sie fragt mich, ob mich jemand abholen wird. Ich habe aber niemandem davon erzählt. Ich ruhe mich etwa drei Stunden bei ihr aus und laufe dann allein nach Hause. Ich fühle mich leer."

„Nimm dir Zeit, diesem Kind zu begegnen" sage ich ihr.

„Ich kann mir aber keine Begegnung vorstellen, wegen dieses Mannes, der mich anekelt." antwortet Melanie.

Ich ermutige sie, die unerwünschte Schwangerschaft nach einem sexuellen Akt, der einem Missbrauch ähnelte, von dem schönen Kind zu unterscheiden, dessen Mutter sie ist. Ich schlage ihr vor, einen Schritt in Richtung der Annahme ihres Körpers zu gehen, der von diesem Mann und von ihr selbst missbraucht wurde. Ich schlage ihr eine Reise vor, indem ich mit ihr in der „Ich-Form" spreche.

„Ich komme nach Hause.
Ich dusche mich.
Ich wasche mich gründlich ab.
Ich ziehe neue saubere Kleider an.
Ich schaue in den Spiegel, und lasse ein Gefühl der Schönheit aufkommen."

Ich gebe Melanie Zeit für die Verwandlung und ermutige sie dann, einige Schritte in Richtung ihres Kindes zu machen. Die Blockade verschwindet nicht. Ihr Herz öffnet sich nicht. In einem provozierenden Ton wende ich mich also an das Kind; dabei ahme ich Melanies Stimme nach:

„Du hast keinen Platz bei mir. Verschwinde! Hau ab!““ sage ich.

„Nein!“, unterbricht mich Melanie mit einem spontanen Herzensschrei. Tränen laufen ihr über die Wangen.

Für die Heilung dieses zweiten Abbruchs braucht Melanie Zeit; sie braucht Zeit für eine Versöhnung mit sich und mit diesem Mann.

Ich ermutige sie weiterhin, sich zu erlauben, ihrem Kind zu begegnen. „Ein Kind wurde zu dir geschickt“, fahre ich fort. „Es ist zu wichtig. Stell dir vor, du würdest ein Baby am Straßenrand in einem Korb finden. Du kennst weder den Vater noch die Mutter. Der Vater ist vielleicht nicht der ideale Mann, so wie der Musiker nicht „dein Typ“ war. Und was dann? Ist das ein Grund, dieses Kind abzulehnen? Erlaube dir, dir der unauslöschlichen Liebe bewusst zu werden, die dich mit diesem Kind verbindet. Sobald die Tür sich öffnet, wirst du wahrscheinlich in der Lage sein, das Geschenk der Mutter-Kind-Beziehung wahrzunehmen und deine Lebenskraft zurückzugewinnen.

Ihr beide müsst euch Zeit nehmen, um einander zu zähmen. Vielleicht kannst du dir die Beziehung zu deinem Kind so vorstellen wie die zwischen dem Fuchs und dem kleinen Prinzen (aus dem Buch: „Der kleine Prinz“ von St Exupery). Ihr vereinbart jeden Tag einen neuen Termin. Du lässt es näher an dich herankommen, so gut du kannst.

Bei der nächsten Sitzung informiert mich Melanie: „Mein zweites Baby heißt Milla. Es ist ein Mädchen. Sie ist zart Milla! Zwischen uns ist eine Geschichte des Zähmens geschehen. Jeden Tag kamen wir uns näher. Wir haben uns die Zeit genommen, Milla, mein Sternenkind und ich, ihre Mutter!

Über deine Ermutigung, mich hübsch zu finden.... Ich habe es versucht, aber es hat noch nicht funktioniert!

Die dritte Schwangerschaft ist die Geschichte einer unmöglichen Liebe in Thailand: Das Land ist zu weit von ihrem Heimatland entfernt, so dass Melanie ausschließt, ihr ganzes Leben dort zu bleiben. Auch der Freund will nicht nach Europa kommen. Sie beschließen, sich zu trennen, und Melanie entscheidet, das Kind abzutreiben.

Als Melanie Kontakt mit ihrem Baby aufnimmt, sieht sie sich selbst am Strand. Das Kind ist im Wasser; dann schwimmt das Kind zum großen Meer. Fisch-Kind! Es heißt Dorian.

Ich habe meine Notizen über **das vierte Sternenkind** verloren, auch seinen Vornamen habe ich vergessen. Ich erinnere mich, dass Melanie mit Thibaut zu dieser Sitzung kam. Dieses Mal hätte sie gerne die Schwangerschaft fortgesetzt, aber Thibaut, fühlte sich noch nicht dazu bereit, Vater zu werden. Melanie war sehr traurig über diesen Abgang. In diesem letzten Fall ging es darum, den Schritt zu tun, sich selbst und Thibaut zu vergeben.

An die Geburt des **fünften Kindes**, eines kleinen Mädchens, kann ich mich gut erinnern. Es wurde, wie geplant, einige Monate später zu Hause geboren. Die Öffnung des Muttermundes erfolgte harmonisch und das Pressen lief sehr gut. Melanie zeigte alles, was sie war und wusste. Es lief wie eine Bilderbuchgeburt, bei denen die Hebamme auf naher Distanz bleibt, die Frau still ermutigt und die Kräfte bewundert, die sich vor ihr entfalten. Melanie, Thibaut und das kleine Mädchen bildeten ein harmonisches und gut ausgebildetes Team, das sich schon lange kannte.

Ein paar Jahre später hat Melanie ein zweites Kind geboren, einen Jungen.

Nachdem ich ihr den Text zu lesen gab, hat sie mir folgenden Kommentar geschickt:

„Bei diesem Abenteuer war für mich entscheidend, dass ich mir erlaubt habe, meine ungeborenen Kinder anzunehmen. Das hat mich von meinen Blockaden befreit und mir ermöglicht, einfach zu gebären. Ich habe akzeptiert, dass es sie gibt und habe mir erlaubt, sie zu lieben, obwohl sie nicht so sichtbar sind wie meine anderen Kinder auf dieser Erde. Diese besondere Beziehung zu jedem einzelnen Kind gab es wirklich. Man muss tatsächlich den Menschen mit seiner ganzheitlichen Realität betrachten. Die Türen der Liebe in mir zu öffnen, hat bei mir die Tür der Liebe zu jedem anderen Menschen geöffnet, besonders zu dem Kind, das ich trug und das ich nicht zu lieben wagte. Das war stärker als die Wunde, die ich wegen meiner Vorgeschichte in mir trug. Das hat jede Sperre abgebaut."

Es gibt immer mehr Literatur, die Eltern bei der Trauer um das Kind im Mutterleib unterstützt. Eine davon ist: *„Ich trage dich in meinem Herzen"*, von Susanne Schniering. [20]. Das Buch sammelt Gedichte von Eltern und gibt Anregungen zum Schaffen von Räumen auf Friedhöfen zur Erinnerung an die Kleinen.

III. Brief einer Hebamme

1. Brief an eine Mutter, die sich fragt, warum sie nicht bemerkt hat, dass ihr ungeborenes kleines Baby schon lange tot war.

Es geht hier um den Sonderfall einer durch Ultraschall entdeckten „stillen“ Fehlgeburt.

In Westeuropa werden sehr viele Ultraschalluntersuchungen in der Schwangerschaft durchgeführt, und wahrscheinlich hält Deutschland den Weltrekord mit dieser Praxis. So kommt es häufig vor, dass der fetale Tod bei einer routinemäßigen Vorsorgeuntersuchung entdeckt wird, ohne dass die schwangere Frau irgendeinen Verdacht hatte, dass das Herz ihres Babys nicht mehr schlägt, vielleicht sogar schon seit mehreren Wochen.

Dieses Phänomen verwirrt die Frauen viel mehr, als wenn sie selber die Diagnose stellen, weil sie wiederholt Blutungen haben oder ihr Körper ihnen Zeichen gibt, dass sich etwas nicht normal entwickelt. Eine Frau hat es mir gegenüber wie folgt ausgedrückt:

„Als ich beim Ultraschall erfuhr, dass der Embryo mindestens seit zwei Wochen tot war, war ich schockiert. Ich war bis dahin sicher, dass ich fühlen würde, wenn etwas mit meinem Baby nicht stimmt. Ich habe aber gar nichts gemerkt. Ich fühlte mich immer noch schwanger und mit meinem Baby verbunden. Bedeutet das, dass ich meinem mütterlichen Instinkt nicht vertrauen kann?“

Meine Antwort:

„Ich bin sicher, dass dein sechster Sinn perfekt funktioniert und du weiterhin darauf vertrauen kannst. Es war der Ultraschall, der dich verwirrt hat. Das Ultraschallbild spiegelt nur den körperlichen Zustand der Entwicklung des Kindes wider. Es kann nicht die globale Realität dieses kleinen Wesens erfassen. Diese Realität geht weit über das hinaus, was man auf einem Bildschirm sehen kann. Du hattest das Pech einen zu frühen Ultraschalltermins bekommen zu haben. Wenn der Ultraschall ein paar Wochen später gemacht worden wäre, hättest du Zeit gehabt, Signale und Veränderungen in deinem Körper zu spüren, die in dir den Verdacht auf einen möglichen oder bevorstehenden Abgang des Kindes geweckt hätten. Dann wärst du nicht so durcheinander.

Wenn du dich immer noch schwanger fühltest, heißt das aus meiner Sicht, dass du es auf eine Art und Weise noch warst. Nach dem Tod des Fötus sinkt der Hormonspiegel der Schwangerschaft allmählich. Dein Körper braucht Zeit, um sich von der Schwangerschaft zu verabschieden; das ermöglicht deinem Verstand und deiner Psyche, sich auf den Trennungsprozess einzulassen.

Wenn du das Gefühl hattest, dass dein Baby noch bei dir war, dann glaube ich, dass das so stimmte. Wer kann behaupten, dass dein Kind diesen Planeten bereits verlassen hatte?

Es ist denkbar, dass ein biologisch verstorbener Mensch noch mehrere Tage oder Wochen auf dieser Erde anwesend bleibt, bevor er/sie endgültig „abfliegt".

Es ist schön, den Embryo/Fötus mit einem Schmetterling zu vergleichen: Bevor er losfliegen kann, macht der Schmetterling mehrere Metamorphosen durch.

Wie kommt es zu einer spontanen Fehlgeburt ohne Ultraschalldiagnose? (Neben der folgenden Beschreibung gibt es auch andere Varianten.):

Zunächst einmal hört der Embryo auf, sich zu entwickeln und/oder das Herz hört auf zu schlagen; dabei handelt es sich um den biologischen Tod. Dass gleichzeitig eine Blutung auftritt, ist selten. Sehr oft dauert es mehrere Tage oder Wochen, bis eine Frau Anzeichen einer Fehlgeburt in ihrem Körper bemerkt. Zum Beispiel fühlt sie sich weniger müde, weniger geruchsempfindlich, oder die Übelkeit verschwindet, die Brust fühlt sich nicht mehr gespannt an oder es gibt kleine Blutverluste, die sich wiederholen.

In diesem Stadium ist es die Frau, die zum Arzt geht, weil sie besorgt ist. Sie erhält dann per Ultraschall die Bestätigung, dass ihre Ängste begründet sind. In diesem Fall ist sie es, die den Arzt informiert, nicht umgekehrt! Der Schock ist für sie weniger stark.

In allen Fällen sollte die Frau die Wahl haben entweder auf die spontane Fehlgeburt zu warten oder Prostaglandine zum Auslösen von Wehen einzunehmen oder eine Ausschabung in der Klinik vornehmen zu lassen.

Unabhängig davon, ob der Kindstod sehr früh oder in einem späteren Stadium der Schwangerschaft diagnostiziert wird, ermutige ich die Mütter, mindestens 24 Stunden zu warten, bevor sie sich für eine Ausschabung oder eine medikamentöse Einleitung einer Fehlgeburt entscheiden. Es ist wichtig, dass sie genug Zeit haben, um das Geschehene wahrzunehmen.

Die erste Reaktion der Mütter ist oft Ablehnung: Dieses tote Ding in ihrem Körper macht ihnen Angst, und sie wollen es so schnell wie möglich loswerden. Nach meiner Erfahrung dauert diese Reaktion der Abneigung gegen den Embryo oder den toten Fötus nicht länger als 48 Stunden - vorausgesetzt, dass die Frau gute Unterstützung hat und Raum bekommt, um ihre Zweifel zu äußern. Sie und ihr Partner sollten darauf hingewiesen werden, dass diese Reaktion normal ist und sich schnell wieder legt.

Bereits nach 24 Stunden wird sie spüren, wie die Liebe zu ihrem Baby wieder fließt. Dann wird sie in der Lage sein, den Abschied ruhig und nach ihrem eigenen Rhythmus, ihren Wünschen, ihrem Glauben und ihren Ritualen vorzubereiten.

Dank der Ultraschalluntersuchungen weiß man, dass oft vier bis sechs Wochen zwischen dem biologischen Tod und dem spontanen Abgang vergehen. Während dieser Zeit fühlen sich die Mütter ihren Babys weiterhin sehr nahe.

Wie lässt sich dieses Phänomen erklären?

Zwei Freundinnen erzählten mir von ihren Erfahrungen nach dem Tod von nahen Menschen. Die eine sprach von ihrer Großmutter, die andere von mehreren Freunden, die sie bis zu ihrem Tod begleitet hatte. Diese Menschen waren ihnen vier bis sechs Wochen lang regelmäßig in ihrem „geistlichen Leib" erschienen. Danach waren sie nie wieder aufgetaucht.

Buddhisten glauben, dass die Seele den Körper erst nach 48 Tagen verlässt.

In der christlichen Tradition haben wir das Beispiel Jesu, der seinen Jüngern in seinem „geistlichen Leib" in den 40 Tagen nach seinem Tod erschienen ist. Nach 40 Tagen, so steht es in der Bibel, stieg er zum Himmel auf, was Christen an „Himmelfahrt" feierlich begehen. Nach diesem Abschied ist von Erscheinungen dieser Art nie mehr die Rede.

2. Brief an eine trauernde Freundin

Es gibt viele Mütter, die untröstlich sind, dass ihr so ersehntes Baby zu schnell weggeflogen ist. Dies ist der Fall bei Lea, einer Freundin, die sich so sehr gewünscht hatte, ihre Familie um ein zweites Kind zu erweitern. Nach einer Fehlgeburt in der 13. Schwangerschaftswoche schrieb ich einige Sätze nieder, um meinen und ihren Schmerz auszudrücken:

„Leas Baby ist weg. Doch es hatte bereits einen großen Platz im Herzen seiner Mutter eingenommen. Die ersten drei kritischen Monate waren vorbei, Lea träumte und sprach von ihm, sie hatte bereits ein paar Spielzeuge gekauft. Sie war glücklich und aufgeregt, und ich teilte ihre Freude! Und dann, ohne Vorwarnung, unbemerkt, hörte das kleine Herz auf zu schlagen, und der Schmetterling flog weg. Einige Tage später schlüpfte der Kokon aus seinem Versteck und markierte seinen Durchgang mit dem Rot des Blutes. Anstelle der großen Freude überfielen Enttäuschung und Traurigkeit Lea und ihren Partner

Martin. Die Nachricht vom Tod des Kindes wirkte auf sie wie der dunkle und kalte Regen einer Gewitterwolke, der auf ein Weizenfeld fällt und dabei die Garben zu Boden krümmt.

Lea wird bald 40 Jahre alt; ihr einziger lebender Sohn ist sechs Jahre alt; sie hat bereits zwei Fehlgeburten erlebt. Wird sie ein weiteres Kind bekommen können? Ich teile ihre Traurigkeit. Ich bin sicher, dass der Himmel voll mit solchen kleinen Engeln ist. Vielleicht sind Engelskinder im Himmel sogar in der Mehrzahl gegenüber Kindern auf dieser Erde! Ich zweifle nicht daran, dass es diesen Engelskindern gut geht. Die zurückgebliebenen Eltern scheinen mir dagegen auf den steinigen Wegen einer trockenen Landschaft zu wandern, völlig desorientiert.

Sie sehen aus wie Soldaten auf dem Rückzug nach einer verlorenen Schlacht; es ist schwer, weiterzuleben, wenn das Herz traurig ist. Wo kann man wieder Freude finden? Wo kann man Frieden finden?

Vater-Mutter-Gott, hülle diese Mutter in Deinen Trost! Du tust es wahrscheinlich schon... Ich bete, dass Leas Herz sich für deine Liebe öffnet!

Das Leben ist ein Wachstum, ist ein Weg von einem Tal zum anderen, von einem Berg zum anderen. Im Moment sind Lea und Martin im Tal der Trostlosigkeit, und ich teile mit ihnen ihre Trauer.

Ich bin Hebamme, um die Sorgen und Freuden der Frauen und ihrer Partner zu teilen...

Ich mag meinen Beruf; allerdings teile ich lieber die Freuden als die Probleme! Jedoch bringt uns auch das Teilen unserer Schwierigkeiten näher zusammen. Wir teilen unsere Zweifel, unsere Hoffnungen und andere Geheimnisse unseres Herzens.

Unsere größte Sehnsucht ist sicherlich, geliebt zu werden und zu lieben.

Was macht eine Mutter nach einer Fehlgeburt mit dem Überfluss an mütterlicher Liebe, die die Schwangerschaft in ihrem Herzen geweckt hat?

3. Brief an eine trauernde Mutter am Muttertag

„Mutter war ich, Mutter bleibe ich!"

Dir, die du heute an dein Baby denkst, vielleicht in Stille, möchte ich sagen:

- Selbst wenn dein Baby nur ein paar Wochen in deiner Gebärmutter lebte, so bleibt es doch für immer dein Kind und du bist mit ihm für immer zur Mutter geworden.
- Auch wenn du keine anderen lebenden Kinder hast, geht es am Muttertag um ***dich***, weil auch du eine Mutter bist.
- Dieser Tag wurde erfunden, um Mütter zu ehren. Wenn dein Partner nicht daran denkt, dir an diesem Tag Blumen zu schenken, dann kaufe sie dir selbst!
- Ob deine Schwangerschaft geplant war oder nicht, ob du dein Kind annehmen konntest oder nicht – das ändert nichts daran, dass ihr, das Kind und du, für immer durch die unauslöschliche mütterliche Liebe verbunden seid.
- Ich glaube, dass es deinem Baby in dem Land, in dem es angekommen ist, sehr gut geht. Es möchte dir mitteilen, dass es dich sehr liebt.
- Wenn du nicht akzeptieren kannst, dass dein Baby einen anderen Weg gegangen ist als den, den du für es erträumt hast, ermutige ich dich, es immer wieder bewusst loszulassen.

Öffne den Käfig, indem du deinen Vogel einsperrst und lass ihn frei davonfliegen!

- Wenn du an Gott glaubst, gib deinen Schmerz bei ihm ab. Wenn du deine Wut, Traurigkeit, Enttäuschung, dein Gefühl von Ungerechtigkeit und Hilflosigkeit loslässt, dann öffnest du einen Raum in deinem Herzen. In diesem Raum werden nach und nach die Kräfte der Liebe fließen und dir helfen, langsam aus deinem dunklen Loch aufzusteigen, um die freie Luft deines neuen Lebens zu atmen.

An diesem besonderen Tag wünsche ich dir von ganzem Herzen, dass du Trost und Frieden geschenkt bekommst. Ich wünsche dir, dass du - wie der Baum im Frühjahr - den Saft spüren kannst, der sanft in dir aufsteigt und dich nach den harten Wintertagen das Versprechen eines neuen Frühlings ahnen lässt.

Jedes Jahr trauern mehr als 400.000 Frauen in Deutschland um ihr ungeborenes Baby: nach Fehlgeburten, Abtreibungen, Totgeburten. (*Zahl von 2018. Ähnliche Zahl in Frankreich)

Möge der Muttertag auch diese Mütter ehren, die um ein ungeborenes oder kleines Kind trauern!

Kapitel 4.

Mein Kind hat eine Fehlbildung

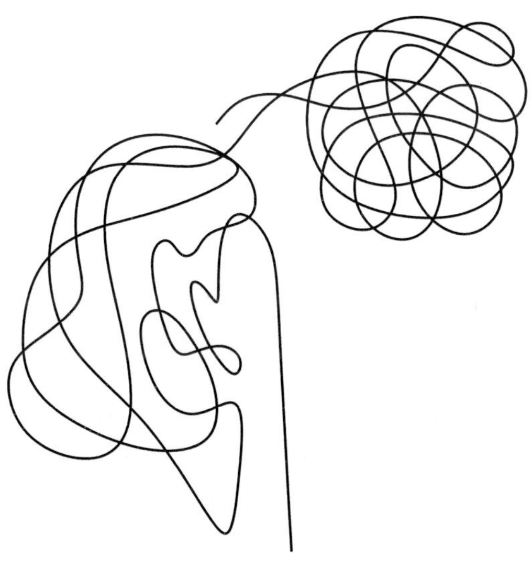

I. Geburt eines Kindes mit einer Fehlbildung

„Hauptsache, das Kind ist gesund!"

Dies ist ein Satz, den ich oft aus dem Mund von Eltern oder Großeltern höre, wenn sie über das Baby im Mutterleib sprechen. Den Wunsch zu haben, dass mein Kind oder Enkelkind gesund auf die Welt kommt, ist verständlich und legitim. Sich zu sehr auf die körperliche und perfekte Gesundheit eines Babys zu fokussieren kann wiederum zu großen Enttäuschungen führen, wenn ein Kind nicht dem idealisierten Bild entspricht. Möglicherweise wird das Baby nicht mit all der Freude und Liebe empfangen, die jeder Mensch braucht.

Was wäre, wenn wir uns auf Glück statt auf Gesundheit konzentrieren würden?

„Hauptsache unser Kind lebt glücklich und wir mit ihm!" würden wir dann öfter hören.

Mit den folgenden Beispielen möchte ich den schwangeren Frauen und ihren Partnern Mut machen und sagen: Setzt nicht alle eure Hoffnungen auf das körperliche Aussehen eures Babys und das dreidimensionale Foto, das euch das Ultraschallgerät liefert! Der Mensch ist viel mehr als seine äußere Erscheinung. Er ist für Beziehung und Liebe geschaffen. Liebt ihn, wie er heute ist. Seid zuversichtlich und macht euch keine Sorgen um morgen. Jedes Kind ist ein Geschenk. Wenn schwierige Situationen eintreten, bin ich zuversichtlich, dass ihr die nötige Kraft erhalten werdet, um damit fertig zu werden. Zu eurem Staunen werdet ihr immer wieder kleine „Wunder" erleben, die euch das Leben spannend machen.

Die nächste Geschichte erzählt von einem dieser kleinen Wunder:

1. Micheas oder der Kurzschluss!

Micheas ist das zweite Kind von Erika und Jauke, die aus den Niederlanden kommen und seit einigen Jahren in unserem kleinen Dorf in Hessen leben. Als Erika wieder schwanger wird, ist ihre älteste Tochter Oseanne gerade ein Jahr alt. Erika fühlt sich dauererschöpft und ist ständig krank. Sie leidet unter einer Bronchitis, die sich schon vier Monate hinzieht. Jedes Mal, wenn sie einen Hustenanfall bekommt, spürt sie solch einen Druck auf ihren Beckenboden, dass sie befürchtet, ihr Baby zu verlieren. Während der ersten Schwangerschaft hatte Erika sieben Wochen lang, wegen einer drohenden Frühgeburt, Bettruhe gehalten. Jedes Mal, wenn sie vorsichtig versucht hatte, sich ein wenig mehr zu bewegen, hatte sie den Druck des Babykopfes auf ihren Muttermund gespürt, und die Wehen wurden stärker! Dank der Präventionsmaßnahmen wurde das Kind am Termin geboren; die Geburt allerdings dauerte nur zwei Stunden. Ich empfand die Geburt als außergewöhnlich ruhig und intim. Zum ersten Mal war ich damals Zeugin einer Wassergeburt.

Zusätzlich zu einer Bindegewebeschwäche leidet Erika in dieser zweiten Schwangerschaft an Blasenschwäche. Mit ihrem Dauerhusten und der Betreuung ihres einjährigen Babys ist sie ziemlich am Ende ihrer Kräfte. Sie kann das Haus kaum verlassen und bleibt so oft es geht liegen. Außer einer Familienhelferin, die sie ein paar Stunden pro Woche unterstützt und der Nachbarn, die ab und zu vorbeikommen, ist Erika tagsüber viel allein. Ihr Mann würde sie gern öfter entlasten, ist aber beruflich sehr eingespannt, und ist erst am Abend und am Wochenende Zuhause. Ich bin um sie sehr besorgt und besuche sie so oft ich kann.

Wenn der Geburtstermin endlich näher rückt und das Baby kein Frühgeborenes mehr ist, bin ich erleichtert. Ich rechne mit einer schnellen Geburt, da mir Erika mehrmals ihre Vision mitgeteilt hat, dass sie allein auf allen Vieren entbinden wird.

Als also am Donnerstag um 5 Uhr morgens das Telefon klingelt und ich die Stimme von Jauke höre: „Erika hat Wehen" verstehe ich die Botschaft sofort und erspare ihm jegliche andere Fragen. Hat sie nicht vorhergesagt, dass sie ohne mich gebären wird? Ich beeile mich. Als routinierte Hausgeburt-Hebamme, gelingt es mir gewissenhaft und schnell zu handeln: Ich rufe zuerst Sylvie, die Hebammenschülerin, die einen Stock tiefer schläft, ziehe mich an, packe meinen Hebammenkoffer, und wir springen ins Auto, um die 800 Meter zu fahren, die uns von Erikas Haus trennen. Sylvie, selbst Mutter von vier Kindern, witzelt, dass sie ihre Morgendusche vermisst. Diese humorvolle Bemerkung löst ein wenig die Spannung. Schon erreichen wir das winzige Fachwerkhaus von Erika und Jauke, das einem Puppenhaus ähnelt. Draußen ist es noch völlig dunkel und still. So leise wie möglich öffne ich die Haustür, um die 18 Monate alte Oseanne nicht zu wecken, die um diese Zeit noch schlafen dürfte. Ich finde neben der Tür den Schalter und drücke auf den Knopf, um den Flur zu beleuchten. Diese harmlose Geste verursacht einen Kurzschluss. Es ist stockdunkel. Handy gab es noch nicht, eine Taschenlampe habe ich nicht. Wir tasten uns bis zum Wohnzimmer vor, finden aber niemand. Unsere Suche erinnert mich an das „Verstecken im Dunkeln", das wir als Kinder spielten. Alles ist so still und dunkel.... Spannend! Wir laufen den Flur zurück zu den Schlafzimmern. Auf Zehenspitzen laufen wir an Oseannes Zimmer vorbei. Endlich gelangen wir zum Geburtsort! Der Raum ist vollständig dunkel, bis auf einen kleinen Lichtstrahl draußen von der Straßenlaterne. Ich sehe eine stehende Figur, die ich Jauke zuschreibe. Erika wirkt auf dem großen Bett, in Kniebeuge-Position eingerollt, wie eine Henne, die ihr Ei brütet. Sie meldet uns seelenruhig: „Es ist schon da!" Ich aber, sehe kein Baby, und ich höre auch nichts! Ein paar Sekunden später hebt Erika ihren Rumpf ein wenig hoch und das Kind rutscht zwischen ihre angezogenen Beine. Später erklärt sie mir, dass sie das Pressen zurückgehalten hat, um uns Zeit zu lassen, anzukommen.

Das Kind hat einen guten Tonus. Wir können hören, wie es nach Luft schnappt, um seine Lungenbläschen zu öffnen und wie seine Atmung bald regelmäßig und ruhig wird. Erika dreht sich um und legt sich auf den Rücken, während sie ihr Baby immer noch festhält. Das Baby ruht jetzt auf ihrer Brust; beide sind in die Magie dieser heiligen Nacht gehüllt. Wir respektieren ihre Symbiose und genießen diese Momente der Gnade. Bald erscheint das erste Tageslicht und ersetzt die Straßenlaterne. Vielleicht 10 Minuten sind seit der Geburt vergangen, als Erika uns in einem sehr ruhigen Ton mitteilt: „Ich glaube, es hat etwas an der Lippe". Ich komme näher und stelle selber eine Lippenspalte fest. Könnte der Kurzschluss dazu gedient haben, dass Micheas im Dunkeln ohne Zögern aufgenommen wurde? Ohne dass er eine spontane Rückzugsbewegung erleiden musste, die Erwachsene oft vor einem Gesicht mit ungewöhnlichen Konturen haben? Der Trick hat jedenfalls gut funktioniert: Micheas wird bedingungslos empfangen. Für seine Mutter, seinen Vater und seine Schwester ist Micheas ein perfektes und geliebtes Baby. Die Gaumenspalte wird nach sechs Monaten erfolgreich operiert. Abgesehen von einer komplizierten Stillzeit und vielen Blähungen in den ersten Monaten verläuft das Leben mit Micheas reibungslos. Die Fehlbildung stellte für die Eltern gar keine Akzeptanzprobleme dar. Die Familie pflegte ihre sozialen Beziehungen wie bisher. War dieser Kurzschluss nur ein Zufall? Kaum zu glauben, wenn Jauke, der die elektrische Anlage selbst installiert hat, mir ein paar Monate später erklärt, dass so etwas noch nie passiert war, und nie wieder passiert ist. Ich glaube gerne, dass es ein kleines Augenzwinkern des Himmels war!

2. Gaël

Die zweite Geschichte beginnt mit: „Il est bien moche!“ „Er sieht hässlich aus!“

Eines Nachmittags erhalte ich einen Anruf aus dem nahen Elsass von einer schwangeren Frau, die meine Telefonnummer von ihrer betreuenden Hebamme bekommen hat.

„Mein Name ist Joëlle. Ich suche eine Hebamme für eine Hausgeburt. Ich weiß, dass Sie nicht mehr nach Frankreich kommen, aber ich würde wirklich gerne zu Hause entbinden und finde niemanden, der bereit wäre, mich zu betreuen. Sie sind meine letzte Chance. Ich erwarte mein drittes Kind. Diese Schwangerschaft war von Anfang an schwierig für mich. Ich wollte dieses Kind nicht. Es hat lang gedauert, bis ich mich an die Idee gewöhnt habe, das Baby zu behalten. Ich habe es schon schwer genug mit meinem zweiten Jungen. Dazu bin ich ständig krank und fühle mich überlastet und erschöpft. Ich bekomme zu wenig Unterstützung von meinem Mann. Wir haben viele Hunde, um die ich mich nebenberuflich kümmere. Ich muss oft mit ihnen rausgehen; das ist mir alles zu viel. Hinzu kommt, dass ich von der zweiten Geburt traumatisiert bin. Ich weigere mich, wieder auf eine Entbindungsstation zu gehen. Ich hatte nämlich einen Geburtsplan geschrieben. Als ich im Kreißsaal ankam, war die Geburt schon weit fortgeschritten, und ich wollte unbedingt ohne Medikamente und in der Hocke gebären. Ich wurde aber gezwungen, auf dem Rücken auf dem unbequemen schmalen Geburtsbett zu liegen. Das Einzige, was ich verlangte, war, mich auf die Seite zu drehen. Das erlaubte mir die Hebamme aber nicht. Ich war mitten in den Presswehen, als sie zu meinem Mann sagte:“ Wenn es euch hier nicht gefällt, könnt ihr ja woanders hingehen!“ Die Erinnerung daran ist schrecklich!

Auch bei der aktuellen Schwangerschaft ging im Krankenhaus alles schief:

Beim zweiten Ultraschalltermin habe ich deutlich gesagt, dass ich das Geschlecht des Kindes nicht wissen will. Ohne Rücksicht auf meinen Wunsch sagte mir die Hebamme triumphierend: „Es ist ein Junge!"

Im fünften Monat erfuhr ich, dass die Plazenta tief läge, was bei mir Angst auslöste. Beim darauffolgenden Ultraschalltermin, ein paar Wochen später, sagte mir eine andere Person: „Wer hat Ihnen diesen Unsinn erzählt?!"

Diese letzte Vorsorge im Krankenhaus hat mir den Rest gegeben. Die Hebamme ärgerte sich, weil ich ohne Überweisung vom Arzt gekommen war und machte sich zusammen mit einer Kollegin die ganze Zeit über mich lustig.

„Ich wollte kein drittes Kind" erklärt mir Joëlle weiter, „und ich wollte keinen dritten Jungen!"

Dazu kommt, dass per Ultraschall eine offene Lippe beim Kind diagnostiziert wurde. Ich werde die Blicke der Geburtshelfer nach der Geburt nicht ertragen können.

Ich bin bereit, allein zu gebären. Niemand wird mich zwingen können, in ein Krankenhaus zu gehen.

Joëlle klingt sehr entschieden. Ich traue ihr zu, die Geburt allein zu meistern, was mir Ihre Vorsorgehebamme bald am Telefon bestätigt.

Ich verstehe ihre Argumente sehr gut. So viele Frauen lassen sich alles gefallen! Ich bewundere die Hartnäckigkeit dieser Frau, die ihrer Fähigkeit vertraut, die Geburt zu bewältigen und die um jeden Preis versucht, die Krankenhausroutine zu umgehen.

Ich muss an diesen kleinen wachsenden Ungeborenen denken, dessen Mutter sich (noch) nicht freuen kann, ihn zu erwarten. Vielleicht - so hoffe ich - wenn sie die Geburt positiv erlebt, wenn ihr nach der Geburt Zeit gegeben wird, ihr Kind in aller Ruhe aufzunehmen, werden die „Bindungshormone" Wunder wirken. Vielleicht lässt sie sich doch von ihrem Kleinen „verführen".

Ja, kleiner Prinz, für dich habe ich „Ja" gesagt und mich bereit erklärt, deine Geburt zu Hause zu begleiten. Ich wollte dir die Chance geben, in Geborgenheit und Liebe empfangen zu werden. Für dich habe ich meine Entscheidung, keine Hausgeburt mehr in Frankreich anzunehmen, gern ignoriert.

Als die Geburt im Gang ist, wartet Joëlle bis zum letzten Moment, mich anzurufen, weil sie mich nicht unnötig stören will. Als wir, eine Hebammenschülerin und ich, bei ihr eintreffen, ist ihr Mann dabei, das Becken mit Wasser zu füllen, mit Hilfe von Joëlles Schwester, die auch gerade angekommen ist. Bei jeder Wehe stöhnt Joëlle und schimpft laut. Sie möchte, dass ich sie untersuche. Der Muttermund ist schon ganz offen. Normalerweise freue ich mich auf schnelle Geburten; in diesem Fall bin ich ein wenig enttäuscht und traurig: Ich hätte Joëlle gern mehr verwöhnt. Ich hätte ihr gern die Zuwendung gegeben, die sie in ihrem Leben so sehr zu vermissen scheint. Ich hatte gehofft, dass unsere liebevolle Unterstützung ihr helfen könnte, ihre Opferrolle und ihre schlechte Laune noch vor der Ankunft ihres Babys aufzugeben.

Die Geburt findet in einem aufblasbaren Pool statt. Joëlle gebärt auf allen Vieren im Wasser, und trotzt seiner acht Pfund rutscht das Baby leicht zwischen ihre Knie. Joëlle packt es mit einer energischen Geste, legt es auf ihren Brustkorb und hält seinen Kopf über dem Wasser. Dann dreht sie sich und lehnt sich mit dem Rücken an den Rand der Badewanne. Ich bewundere dieses hübsche Baby mit dem süßen, entspannten Gesicht. Der kleine Schlitz an seiner Lippe erstreckt sich nicht bis zum Nasenloch, das intakt ist. Da das Baby ganz eng an der Brust seiner Mutter kuschelt, würde kein Mensch diese kleine Missbildung merken. Anita, Joëlles Schwester, die selbst Mutter einer vier Monate alten Tochter ist, findet den Kleinen auch hübsch und bewundert ihn laut und liebevoll.

Die Reaktion der anderen Familienmitglieder ist wiederum schockierend unverhältnismäßig angesichts des kleinen „Fehlers“ des Babys. Jede der vier Personen, die nacheinander rücksichtslos den Raum betreten, interessiert sich nur für die Missbildung.

Zuerst, eine Viertelstunde nach der Geburt, kommt Antoine, Joëlles ältester Sohn, der erst fünf Jahre alt ist, aufgeregt in den Raum. Er begrüßt weder seine Mutter noch sonst jemanden. Das Baby interessiert ihn nicht. Ohne Rücksicht auf diesen heiligen Augenblick fragt er nach der Lippe, die er unbedingt sofort anschauen will und sagt laut. „Oh, il est bien moche!“ (Oh, der sieht aber hässlich aus!)

Joëlles Bruder kommt eine Stunde nach der Geburt vorbei, um Hallo zu sagen. Er ist zurückhaltender, gratuliert aber seiner Schwester auch nicht. Er stellt nur eine Frage: „Was ist mit der Lippe?“

Wenig später besuchen auch Joëlles Eltern ihren Enkel. Auch sie machen keine Komplimente und lächeln das Baby nicht an. Sie stellen die gleiche traurige Frage, die mir weh tut: „Was ist mit der Lippe?“

Von diesen allen kam kein Wort, um Joëlle zu gratulieren, kein Wort, um den kleinen Bruder, Neffen und Enkelsohn zu begrüßen.

Ich stelle fest, dass man in dieser Familie kein süßes Baby erwartet hat, sondern eine offene Lippe! Das macht mich traurig und entsetzt. Erneut erlebe ich eine der bedauerlichen Folgen der pränatalen Diagnose. Was für ein Unterschied zu Micheas und Gabrieles Aufnahme! (nächste Erzählung im Buch)

Wie ging’s weiter?

Einige Wochen später erfahre ich folgendes:

Dank Joëlle, die viel Geduld und Ausdauer zeigt, klappt es mit dem Stillen; Gaël saugt direkt an der Brust und bekommt ausschließlich Muttermilch. Nach einigen Recherchen konnte Joëlle durchsetzen, dass ihr Sohn mit sieben Monaten in Bordeaux (am anderen Ende Frankreich) von einem renommierten Kieferchirurgen operiert wird. Ich bin überzeugt, dass er der schönste der drei Kinder sein wird und sage das seiner Mutter.

Es gibt manchmal Wunder...

Ein Jahr nach der Geburt rufe ich Joëlle an, weil ich wissen möchte, wie die Operation verlaufen ist.

Joëlle freut sich über meinen Anruf. Sie beruhigt mich, dass in der Familie alles gut läuft. „Du hattest Recht“, sagt sie mir, „Mit meinem dritten Kind habe ich viel Freude!“

Die Operation fand wie geplant statt, als Gaël sieben Monate alt war, und der Spezialist wirkte Wunder. Die Gaumenspalte ist geschlossen, ebenso die Lippe. Nach der Operation musste Gaël vier Monate lang kleine Röhrchen in seinen beiden Nasenlöchern tragen, um sie in einer runden Form zu halten. Jetzt sind die Röhrchen entfernt und er ist ein wunderschönes Baby, das seinem großen Bruder und seinem Vater ähnelt. Ich kann meine Begeisterung laut zum Ausdruck bringen, weil ich Joëlles Mann sehr gutaussehend finde! Im Alter von vier Jahren steht eine letzte Zahnfleischoperation an.

Joëlle erzählt mir, dass sie Gaël bis zu seiner Operation gestillt hat. Nach der Operation durfte sie ihn vier lange Wochen nicht direkt an die Brust anlegen. Also benutzte sie die Milchpumpe und gab ihm ihre Milch mit dem Löffel weiter. Sobald die vier Wochen vorbei waren, konnte Gaël wieder an der Brust saugen, worüber sich beide sehr freuten.

Im ersten Jahr war Gaël ein einfaches Baby. Jetzt wird er sehr aktiv und kann laut werden, wenn er etwas braucht. Dass er lebhaft ist, beruhigt seine Mutter. „Dieses Baby“, sagt sie, „hängt sehr an mir. Das haben Sie mir während der Schwangerschaft schon gesagt! Sie haben gesagt, dass mich das Baby schon in meinem Bauch liebte!“

Ich frage nach Thomi, ihrem zweiten Sohn, der jetzt fünf Jahre alt ist, um den sie sich viel Sorgen machte und dessen Charakter sie kaum ertragen konnte. Sie sagt mir, dass es immer besser wird. Für die Erzieher im Kindergarten ist seine Entwicklung normal, er sei nur etwas langsam. Joëlle macht sich trotzdem weiterhin Sorgen, weil es viele Dinge gibt, die er nicht versteht. Sie sucht für ihn eine Schule, die seiner Entwicklung entspricht.

Bis Ende letzten Jahres war Joëlle ununterbrochen krank: wiederholte Sinusitis, eine Operation und ein Nierenproblem. In diesem Jahr ist alles viel besser. Auch die Beziehung zu ihrem Mann hat sich gebessert. Nach einer großen Krise, vielen Tränen und Auseinandersetzungen haben sie sich versöhnt, und Joëlle freut sich darüber. „Ja", sagt sie, „tief im Inneren lieben wir einander und wir haben uns immer geliebt. Eine unserer Meinungsverschiedenheiten war, dass mein Mann dieses dritte Kind nicht wollte." Ich erinnere mich, dass sie vor einem Jahr ihren Mann ziemlich schlecht gemacht hat. Ich staune über diese positiven Veränderungen, die sich wie ein Wunder anhören.

Ich weise Joëlle darauf hin, dass die Ankunft von Gaël zu diesen Veränderungen vielleicht beigetragen hat: „Ich glaube, wenn wir Ja zum Leben sagen, dann gibt uns das Leben viel Gutes zurück."

Zum Glück aller wurde in kurzer Zeit das „hässliche Baby" zum schönsten Baby der Welt!

Danke Joëlle, dass du dein Baby behalten hast und ihm so viel Fürsorge, Milch und Liebe geschenkt hast!

3. Gabriele

Gabriele wird an einem Sonntag im Mai nach einer sorgenfreien Schwangerschaft geboren. Ihre Eltern sind glücklich, ein drittes Kind zu bekommen. Ihr sechsjähriger älterer Bruder und die vierjährige Schwester warten ungeduldig, dass das Baby endlich kommt!

Sobald die Wehentätigkeit regelmäßig wird, ruft mich Marie an, mit dem Wunsch, dass ich bald kommen möge. Die Geburt eines dritten Kindes könnte schnell gehen, und ich brauche eine gute Stunde bis zu ihrem Haus; also mache ich mich auf den Weg. Bei meiner Ankunft wird nach der ersten Untersuchung klar, dass die Geburt sich noch eine Weile hinziehen wird. Der Muttermund geht in den nächsten Stunden nur sehr langsam auf. Die Familie wohnt in einem alten, dunklen Fachwerkhaus. Marie zeigt mir stolz das neu renovierte und gut beheizte Badezimmer und den aufblasbaren Pool, den ihr Mann Patrick und sie für die Geburt hingestellt haben. Es regnet. Ich spiele mit den Kindern, die sich darüber sehr freuen, dann essen wir gemeinsam zu Mittag und spielen danach wieder! Am Ende des Nachmittags packt Marie die Schlafsäcke und Pyjamas der beiden Kinder, und Patrick begleitet sie zu befreundeten Nachbarn, wo sie die Nacht verbringen werden. Marie zieht sich in ihr Schlafzimmer zurück, um sich auszuruhen, während auch ich versuche zu schlafen. Patrick weckt mich eine Stunde später auf und sagt mir, dass die Wehen sehr stark geworden seien und dass Marie mich braucht. Jetzt endlich öffnet sich der Muttermund zügig. Die Geburt steht unmittelbar bevor. Marie ist inzwischen im Badezimmer und verarbeitet ihre Wehen im Geburtspool. Auf einmal hat sie das Bedürfnis, aus dem Wasser herauszukommen. Kurz darauf rutscht das Baby aus dem mütterlichen Nest heraus und atmet sofort spontan. Es ist dunkel im Raum, der nur von einigen Kerzen beleuchtet wird. Auch wenn ich nicht alle Einzelheiten unterscheiden kann, so fällt mir doch im Gesicht des Kindes auf, dass seine beiden Ohrmuscheln zum Gehörgang hin gefaltet sind. Es sieht seltsam aus. Aber Marie scheint es nicht zu stören. Sie begrüßt ihr Baby mit all ihrer mütterlichen Liebe. Sie entdeckt, dass es ein kleines Mädchen ist; sie ist begeistert und sagt mir, dass es Gabriele heißt. Ich teile ihre Freude und lasse sie nichts von meiner Irritation spüren. Wie schön ist es zu sehen, dass Marie und Patrick so glücklich mit diesem Baby sind! Die Gesichtszüge des kleinen Mädchens lassen mich eine Trisomie 21 vermuten, aber das kann ich jetzt unmöglich mitteilen; es würde unweigerlich die Freude vertreiben und diese Liebesbegegnung verderben. Ich weiß, dass die ersten Minuten nach der Geburt für die Bindung einer Mutter zu ihrem Kind von großer Bedeutung sind. Was für ein schweres Geheimnis trage ich mit mir herum! Wegen meines Vertrauensverhältnisses zu diesen Eltern ist es mir sehr wichtig, sie so schnell wie möglich zu informieren. Dafür muss ich mir jedoch meiner Diagnose ganz sicher sein. Eine Diagnose zu stellen, die sich später als falsch erweist, würde unnötig eine disharmonische Note in die wunderschöne Geburtspartition setzen. Da ich weiß, dass Menschen mit Down-Syndrom eine ganz besondere Handlinie haben, möchte ich mir die Handfläche von Gabriele ansehen, ohne dass die Mutter es merkt. Der Raum ist zu dunkel für eine solche Untersuchung. Nach dem „Sturm“ der Wehen genießt Marie die Ruhe der Nacht, die angenehme Wärme des Raumes, die Freude des Haut-zu-Haut-Kontaktes mit ihrem Baby. Nach neun Monaten des Wartens versteht sie es, sich Zeit zu lassen, um diesen besonderen Augenblick, in dem die Zeit stehenbleibt, zu genießen. Dann legt sie Gabriele an, und diese beginnt gemütlich zu saugen. Dass das Baby problemlos saugt, beruhigt mich. Das bedeutet, dass es genug Kraft hat, d.h. dass hier keine Notsituation vorliegt. Auch wenn Gabriele einen Herzfehler hätte (eine häufige assoziierte Fehlbildung bei Trisomie), weiß ich, dass ihr Gesundheitszustand gut ist. Wir befinden uns mitten in der Nacht, dazu an einem Sonntag! Ich beschließe, dass ich ein paar Stunden abwarten kann, bevor ich eine weitere medizinische Hilfe organisiere. Marie entschließt sich, zurück in ihr Schlafzimmer zu gehen. Da der Raum nicht beheizt wird, hält sie Gabriele weiterhin dicht an sich unter der warmen Decke. Ich kann die Handlinien des Babys immer noch nicht sehen. Gabriele, die ansonsten sehr entspannt ist, hält seit der Geburt sowieso ihre beiden Händchen fest zu! Ich verstehe es als ein Schutz von ihr, um sich diesen wunderbaren Moment ihrer Geburt nicht nehmen zu lassen. Geborgen in den Armen ihrer Mutter, genießt sie es, als unverwechselbares Geschenk willkommen zu sein. Das möchte sie bleiben. Ihr biblischer Vorname verspricht Segen. Sie möchte eine Chance bekommen, ein „Segen" für ihre Familie zu sein. Wenn das Etikett „behindert" zu früh an einem Kind haftet, erschwert es oft den Beginn seiner Beziehung zu seiner Familie. Wenn die Eltern durch die pränatale Diagnose über eine Fehlbildung früh informiert sind, fällt es ihnen bei der Geburt schwer, etwas anderes zu sehen als das, was die Ultraschallärzte auf die „Verpackung" geschrieben haben: „Achtung: Ware enthält einige Mängel!" Statt als Geschenk Gottes betrachtet zu werden, eingehüllt in Schutz und Segen, wird das Kind als ein Fehler der Natur gesehen, den man besser hätte entfernen sollen, bevor es zu sehr zur Last wird.

So macht Gabriele weiterhin ihre Händchen zu Fäusten, und Marie - wie jede Mutter, die von ihrem Baby fasziniert ist - lässt ihren Schatz keine Sekunde aus den Augen. Ich könnte unmöglich eine kleine Hand untersuchen, ohne dass Marie es bemerkt und mich danach fragt.

Konsequenz: Ich behalte meine Fragen und das schwere Geheimnis für mich und informiere die Eltern, dass ich für den Rest der Nacht bei ihnen übernachten möchte und erst am nächsten Tag nach Hause fahren werde.

Gute Nacht, Frau Hebamme! Ich überlege, was ich am nächsten Tag tun werde. Wie werde ich den Eltern meinen Verdacht vermitteln? Wie kann ich die Diagnose sicherstellen? Gibt es diese typische Handlinie nur bei Trisomie 21 oder auch in anderen Fällen? Dieses Wissen fehlt mir. Am frühen Morgen versuche ich vergeblich Rat bei Kolleginnen zu holen. Es ist Sonntag; meine Fragen landen allesamt auf den Anrufbeantwortern! Wieder im Elternzimmer kann ich dieses Mal Gabrieles Handflächen anschauen. Sowohl auf der rechten als auch auf der linken Handfläche ist eine durchgehende Linie zu sehen, die die gesamte Hand überzieht. Ich sage Marie, dass Gabrieles Ohren und ihre besonderen Handlinien bei mir Fragen hervorrufen. Ich beruhige die Eltern und versichere ihnen, dass es dem Baby gut geht: sie hat gute Reflexe, eine schöne rosa Haut, sie atmet frei und saugt kräftig an der Brust. Die Handlinie weist jedoch auf eine Diagnose hin, die ich ihnen noch nicht sagen kann, weil ich die Bestätigung einer Kollegin brauche. Ich verspreche ihnen, sie innerhalb der nächsten Stunden anzurufen, sobald ich selber mehr weiß.

Als ich nach Hause komme, haben mein Mann und meine Kinder eine kleine Party für mich zum Frühstück vorbereitet. Es ist Muttertag in Deutschland!

Etwas später ruft mich eine Kollegin zurück. Sie bestätigt mir, dass die durchgehende Linie der Handfläche typisch für Trisomie 21 ist und nur bei Trisomie 21 zu finden ist.

Ich rufe sofort Marie an und teile ihr meinen Verdacht mit. Sie ist ziemlich schockiert. Ich rate ihr, am nächsten Tag einen Termin mit einem Kinderarzt zu vereinbaren, um die Diagnose bestätigen zu lassen.

Marie geht zwei Tage später zum Arzt und die Diagnose Down-Syndrom wird fünf Tage später durch die Ergebnisse der Blutuntersuchung endgültig bestätigt. Weitere Untersuchungen schließen die häufigen assoziierten Fehlbildungen aus.

Wie erwartet reisen Maries Eltern am Abend der Geburt an, um dem Ehepaar zu helfen. Liebevoll und einfühlsam schenken sie ihrer Tochter und Enkelin viel Zuwendung. Unterstützung bekommt Marie auch von ihrer Nachsorgehebamme, die sie täglich besucht. Sie redet offen mit ihren engen Freunden. Wir sprechen beide täglich lange miteinander. Ich erzähle ihr von unserem Leben mit unserem behinderten autistischen Kind, was sie sehr berührt.

Marie weint viel. Sie trauert um das idealisierte, leistungsfähige Kind, das Gabriele nicht sein wird. Sie und ihr Mann sind dank ihres Ehrgeizes und ihrer unglaublichen Disziplin zu professionellen Spitzenmusikern geworden. Die beiden ältesten Kinder treten bereits in ihre Fußstapfen. Bei Gabriele wird es etwas anders aussehen.... Marie lernt Tag für Tag, ihr Kind so anzunehmen, wie sie ist, mit dem, was sie ihr zu bieten hat. Sie lernt Sanftmut und Geduld. Für jeden Fortschritt nimmt sich Gabriele viel Zeit. Für ihre älteren Geschwister ist Gabriele ein „normales“ Baby. Die Eltern haben bewusst entschieden, sie erst nach einem Jahr über Trisomie und Behinderung aufzuklären.

Zwei Tage nach der Geburt sagt mir Marie:

„Meine Gabriele! Ich empfinde so viel Liebe und fühle mich so verbunden mit ihr! Der Gedanke, dass manche Menschen der Meinung sind, ein solches Kind solle man in den Müll werfen, schmerzt mich so sehr! Als Christen hätten wir eine Abtreibung ausgeschlossen, auch wenn wir während der Schwangerschaft die Diagnose bekommen hätten. Ich bin aber froh, dass ich es nicht früher wusste. Ich konnte eine sehr schöne Schwangerschaft genießen, mit all der Freude, die dieses Baby mir bereits gegeben hat. (Marie hatte bewusst keinen Ultraschall zum „Organe Screening“ machen lassen).

Ich wünsche Gabriele und ihrer Familie viel Glück!

4. Christine, unsere autistische Tochter. (Autobiographie)

Ich erzähle in diesem Kapitel einige Anekdoten aus dem Leben mit unserer Tochter Christine, weil das Thema der Akzeptanz des behinderten Kindes und seiner Aufnahme in der Gesellschaft mich persönlich betrifft. Ich fühle mich mit den Eltern von Kindern mit Behinderungen solidarisch und möchte ihnen durch mein Zeugnis mein Mitgefühl zeigen. Durch meine eigene Erfahrung kann ich ihre Sorgen, ihr Gefühl der Hilflosigkeit, ihre Müdigkeit, ihre Zweifel, ihren Kampf oder ihren Ärger gut nachvollziehen.

Sowohl die verschiedenen Formen von angeborenem Autismus als auch der größte Anteil der Behinderungen, denen man begegnen kann, werden in der Schwangerschaft nicht diagnostiziert. Mit dem konkreten Beispiel unserer Tochter möchte ich einen Beitrag leisten zu den aktuellen Debatten über den Sinn der „Selektiven Pränatalen Diagnose“ und deren Folgen für die generelle Akzeptanz der Behinderung.

Geschichte einer gescheiterten Adoption und Bericht über unser Leben mit Christine

Die Geburt von Christine, unserem zweiten Kind und ersten Tochter, ist ein glückliches Erlebnis! Das dreijährige Warten nach der Geburt von Andréas, unseres Ältesten, kam mir sehr lang vor. Zuerst habe ich meine Hebammenausbildung abgeschlossen, und dann haben wir ein paar Monate erfolglos versucht, ein Kind aus einem Waisenhaus in Kolumbien zu adoptieren. Da wir beide Ausländer in der Schweiz waren, waren die administrativen Verfahren sehr mühsam. Als die verlangten Unterlagen vollständig waren und sich ein sieben Monate altes Mädchen aus einem Waisenhaus in Kolumbien ankündigte, war es die kolumbianische Botschaft, die wegen eines Kinderhandelsskandals, der gerade durch die Presse gegangen war, alles blockierte.

Weil uns die Möglichkeit einer Adoption verwehrt blieb, haben wir eingesehen, dass das nächste Kind ein leibliches Kind sein wird. Nach fünf Monaten enttäuschter Hoffnungen setzte sich endlich ein Ei in das weiche Nest meiner Gebärmutter. Christine war auf dem Weg!

Die Schwangerschaft verläuft gut. Ich liebe diesen bewohnten und abgerundeten Bauch und fühle mich voller Energie. Ich bereite die Geburt zuhause vor mit Hilfe der Sophrologie, einer Art Autohypnose. Dies wird meine allererste Hausgeburt als Mutter und Hebamme sein! Ich bin zuversichtlich und gelassen. Christine wird in der Privatsphäre unseres kleinen Schlafzimmers geboren. Überraschend treffen meine Schwester, die Kinderärztin ist, und meine Mutter eine Viertelstunde vor der

Geburt ein. Sie bringen Zuwendung, Mitgefühl und eine zusätzliche medizinische Sicherheit mit. Mit einem kräftigen Schrei direkt nach ihrer Geburt, versichert uns das Baby, dass es ihm gut geht. Wir freuen uns über das ersehnte Mädchen, das so hübsch ist und feiern an diesem Freitagabend seine Geburt mit der ganzen Hausgemeinschaft.

Leider ist das Geschenk, wie wir bald erfahren, sehr laut! Christine, die kurz nach ihrer Geburt zu weinen beginnt, lässt sich schwer beruhigen. Sie schläft tagsüber so gut wie nie und wacht oft nachts auf. Diese Situation zieht sich über die ersten drei Jahre ihres Lebens, bis sie endlich sprechen kann. Christines Verhalten ist seltsam, unerklärlich und manchmal schwer zu ertragen. Ich glaube ernsthaft, dass, wenn sie unsere adoptierte Tochter gewesen wäre, ich versucht hätte, sie „zurückzugeben". Das hätte ich so gerechtfertigt: „Dieses Kind passt gar nicht zum Profil unserer Familie. Wir sind fix und fertig. Bitte versuchen sie es mit ihr bei anderen Eltern!" Wir hatten aber keine Wahl; sie war ohne Rücksendeschein bei uns angekommen! Wenn Christine adoptiert gewesen wäre, hätten wir gedacht, dass ihre Probleme auf eine frühe Trennung von der Mutter, eine unglückliche Schwangerschaft, eine Alkoholkrankheit der Mutter, eine dramatische Geburt oder einen traumatischen Aufenthalt in einem Waisenhaus zurückzuführen wären. Aber nichts von alledem! Christine ist unsere leibliche Tochter! Bei denselben Eltern hatte Andréas, unser ältester Sohn, eine völlig andere Entwicklung. Wir können uns Christines Unbehagen nicht erklären. Selbst als sie im Alter von drei Jahren endlich sprechen lernt, kann sie uns nicht erklären, warum sie weint. Sie versteht uns nicht, wir verstehen sie nicht, und keiner der konsultierten Therapeuten ist in der Lage, uns zu helfen. Christine weckt uns nachts häufig auf; tagsüber weint sie oft, ohne erklärbaren Grund. Sie hat das Verhalten eines verwöhnten, schlecht erzogenen Kindes - oder eines Kindes, dem es an Liebe mangelt.

Unser Familienleben wird durch dieses „tyrannische" Kind, dessen Forderungen wir nicht erfüllen können, sehr gestört. Es fällt mir schwer zu akzeptieren, dass ich unfähig bin, irgendwas zur Verbesserung der Situation zu tun; es fällt mir schwer, mich dem Urteil der Menschen um uns herum zu stellen, die mich als schlechte Mutter sehen. Mein Mann und ich machen uns in unserer Ohnmacht gegenseitig Vorwürfe; aber jeder, der sich ein wenig mit Psychologie beschäftigt, weiß, dass die Entwicklung eines Mädchens im Wesentlichen von der Beziehung zu seiner Mutter abhängt. Also habe ich sehr schlechte Karten!

Um mich zu schützen, spreche ich so wenig wie möglich über Christines Verhaltensprobleme außerhalb meines engen Freundes- und Familienkreises. Hingegen stelle ich mich selbst in Frage und organisiere eine Therapie nach der anderen, in der Hoffnung auf eine Verbesserung für Mutter und Tochter! Ich profitiere sehr von diesen Therapien, ebenso wie der Rest der Familie, aber Christines Verhalten bessert sich kein bisschen und wird in der Pubertät sogar schlimmer. Christine versteht die Welt, in der sie lebt, nicht... Sie hat Schwierigkeiten, soziale Regeln zuhause, in der Schule und in der Stadt zu verstehen und sich daran zu halten. Sie sucht Kontakt zu anderen jungen Menschen ihres Alters, kann aber keine Beziehungen aufbauen. Ihr fehlt die Empathie, und sie ist verschlossen für die Zeichen der Zuneigung, die wir ihr geben. Sie ist ständig unzufrieden und kann sich nicht bedanken. Im Alter zwischen 8 und 14 Jahren wird sie in der Schule von einer Erzieherin persönlich begleitet, was die Situation aber nicht verbessert. Trotz verschiedener Tests und Untersuchungen gelingt es niemandem, ihre genaue Behinderung und ihr tatsächliches intellektuelles Niveau herauszufinden. Mit fünfzehn verweigert sie die Schule und verbringt anschließend ein paar Monate in einem Internat in Frankreich. Verhaltenstherapie, Ergotherapie, Kunsttherapie, Tomatis-Hörtherapie, Festhaltetherapie, Familienaufstellung sind nur einige von den Therapien, die wir angehen. Im

Alter von 16 Jahren besucht sie eine Sonderschule. Es gelingt ihr aber nicht, den Hauptschulabschluss zu absolvieren, wie es einige ihrer Mitschüler/innen tun.

Im folgenden Jahr wird sie in einer Orientierungsklasse mit neun weiteren Schülern mit sehr unterschiedlichen Behinderungen aufgenommen, die alle keinen Schulabschluss haben. Zu dieser Zeit verstärken sich ihre negativen Zwänge. Sie ordnet die Stühle so an, dass die Rückenlehnen eine perfekte durchgehende Linie bilden und überprüft dreimal, ob der Wasserhahn richtig zugedreht ist. Sie geht oft auf die Toilette, bleibt dort sehr lange, wäscht sich endlos die Hände, lässt ihre Mitmenschen mehrere Male am Tag lange auf sie warten!

Christine fühlt sich zu solchen Jungen hingezogen, die den Schönheitsidealen des Magazins „Bravo" entsprechen und hängt entsprechende Poster in ihrem Zimmer auf. Ihren ersten sexuellen Partner brachte sie an einem Wochenende nachhause, an dem mein Mann und ich verreist sind. Wir hatten von dem jungen Mann noch nie etwas gehört. Christine kannte ihn vor besagtem Wochenende übrigens auch nicht! Sie schluckte die ‚Pille danach' gerade noch rechtzeitig! Da sie hübsch und gut gepflegt ist, fühlen sich Jungen leicht von ihr angezogen. Allerdings gehen sie wegen Christines seltsamem Verhalten schnell auf Abstand, was Christine verwirrt. Da sie nicht versteht, was abläuft, bittet sie uns um Hilfe, um die Trennungen zu bewältigen.

Auf ihrer Suche nach Glück hat sie innerhalb eines Jahres acht solcher kurzer „Liebesaffären".

In diesem Kontext kommt ein Nachbarsjunge auf Christine zu und umgarnt sie. Er ist selbst kognitiv etwas beeinträchtigt und sucht bei uns die Familie, die er nie hatte. Er ist Maler, wechselt ständig die Arbeitsstelle und kann nicht mit Geld umgehen. Er ist oft und gern bei uns, verhält sich ungeniert und hemmungslos, was schwer zu ertragen ist. Aber er liebt Christine und akzeptiert sie so, wie sie ist. Also versuchen wir, ihn freundlich und geduldig aufzunehmen, erleichtert, dass Christine für eine Weile aufhört, überall hin und her nach dem Playboy der TV-Serien zu suchen.

Als Christine 18 Jahre alt ist, besucht sie ein Mädcheninternat für Hauswirtschaft. So haben wir ein paar Tage in der Woche mehr Ruhe. Zwei Jahre später zieht sie in ein kleines Heim, in dem 12 Menschen mit leichter Behinderung leben. Tagsüber arbeitet sie in einer Caritas-Werkstatt. Die Sorgen sind aber noch nicht vorbei. Wir werden oft aufgefordert, bei der Bewältigung eines neuen Problems zu helfen. Aufgrund ihrer ständigen Unzufriedenheit wechselt Christine sehr oft Werkstatt und Wohnort und wir, die Eltern, sind für die Umzüge zuständig! Christine ist allen Sozialdiensten der Stadt bekannt – so wird es immer schwieriger, einen Platz zu finden, wo man sie aufnimmt. Als sie 26 ist, müssen wir sie wieder zuhause aufnehmen. Zwei Jahre später, mit 28 Jahren, bekommt ihr Verhalten endlich einen Namen: Christine leidet seit ihrer Geburt an Frühkindlichem Autismus/Asperger-Syndrom. Diese Diagnose ist für uns eine echte Hilfe. Wir wagen es, eine neue Werkstatt für sie zu suchen. Bei der Organisation der Arbeit kann berücksichtigt werden, dass Christine Autismus hat. Wir finden für sie ein kleines Studio in der Stadt, wo sie von einem Team der Lebenshilfe bei der Bewältigung ihres Alltags unterstützt wird. Wir schulen uns und lernen, wie man mit einer autistischen Person umgeht. Christine kann eine an ihre Behinderung angepasste Therapie beginnen, und wir profitieren von mehr Verständnis und Unterstützung seitens der sozialen Einrichtungen der Stadt. Warum wurde diese Diagnose nicht schon früher gestellt? Weil diese Art von kindlichem Autismus und das Asperger-Syndrom in den psychiatrischen Kreisen in Süddeutschland bis 2010 verkannt wurde. Im Alter von 18 Jahren war bei Christine folgende Diagnose gestellt worden: „Geistige Behinderung mit einem IQ von 50; Störungen des Sprachverständnisses; Unfähigkeit zur

Synthese." Für ihr gestörtes Verhalten gab es folgende Erklärung: „Ihre ständige Überforderung in der Schule und im Alltag erklären ihr aggressives Verhalten und ihre Tendenz, sich in ihre Welt zurückzuziehen, wie es eine autistische Person tun würde". Mit 29 Jahren lernt Christine Michaël kennen, einen jungen Mann ihres Alters, bei dem auch das Asperger-Syndrom spät diagnostiziert wurde. Sie werden Freunde und führen zwei Jahre lang eine Wochenendbeziehung.

Kurz nach ihrem 31. Geburtstag geschieht ein Wunder: Christines Psychiater verschreibt ihr versuchsweise ein neues Medikament. Einige Tage später bemerken wir bereits, dass der Ton, in dem Christine spricht, weniger aggressiv ist. Sie beschwert sich weniger. Von Woche zu Woche können wir eine Verbesserung ihrer Aufmerksamkeit und ihrer sozialen Fähigkeiten feststellen. Dank dieses Medikaments wird Christine weniger empfindlich gegenüber Geräuschen und anderen äußeren Reizen. Sie hat ein besseres Verständnis für Interaktionen, ist in der Lage, sich an unerwartete Situationen anzupassen und ihre obsessiven Ticks verschwinden allmählich. Sie wird fähig, ihre Beziehungen zu einem kleinen Freundeskreis zu organisieren und zu meistern. Michael und Christine mieten eine Wohnung im Stadtviertel ihrer Wahl und ziehen zusammen. Sie sind glücklich und fast autonom. Für das fünfjährige Bestehen ihrer Partnerschaft haben wir mit den beiden Familien das Fest ihrer Liebe organisiert: „Fünf Jahre Michael und Christine!"

II. Das nicht lebensfähige Kind

Reise zwischen der pränatalen Diagnose einer Missbildung, der Entscheidung der Eltern, einen therapeutischen Schwangerschaftsabbruch anzugehen oder abzulehnen, und mehr…

A - Drei Mütter/Väter, die sich für einen Abbruch entschieden haben, erzählen:

1. Bettina und ihr Kind mit Spina Bifida

Beim Organscreening in der 20. Woche entdeckt der Arzt beim Fötus eine offene Rückenstelle, und es folgt die Diagnose von Spina-Bifida mittleren Grades mit einer eher schlechten Prognose. Durch diese Nachricht gerät Bettina in Panik und bittet um einen Abbruch. Nachdem mehrere Spezialisten die Fehlbildung bestätigt haben, wird am nächsten Tag die Geburt durch Prostaglandine eingeleitet. Die Wehen setzen ein ohne Wirkung auf den Muttermund: Die Geburt zieht sich in die Länge. Nach drei Tagen sagt sie zu ihrem Baby: „Ich kann nicht mehr. Ich bin bereit, dich gehen zu lassen." Daraufhin geht die Geburt endlich voran. Ihre Mutter begleitet sie. Bettina bittet um eine Periduralanästhesie. So hat sie keine Schmerzen mehr; sie merkt die Presswehen nur leicht und spürt, dass das Baby aus ihrem Körper herausrutscht. Es wird in seiner intakten Fruchthülle geboren. Ihre Mutter bringt den Fötus ins Nebenzimmer und sagt Bettina, es sei ein kleiner Junge. Aber Bettina möchte das Baby nicht sehen. Der kleine Körper wird zur Autopsie weggebracht. Nach ihrer Entlassung aus der Klinik nimmt Bettina mit einer Selbsthilfegruppe Kontakt auf, die sie ermutigt, sich die Zeit zu nehmen, um zu trauern. Das Baby wird im Grab von Bettinas Großmutter (mütterlicherseits) begraben. Bettina und ihr Mann bereiten die Beerdigung vor und bauen zwei identische kleine Särge, sodass sie einen als Erinnerung behalten können. Vor der Bestattung möchte Bettina ihr Baby gern sehen. Davon wird ihr aber abgeraten, da der Körper bereits eine Woche alt ist. Sie trägt selber die bemalte kleine Holzkiste mit ihrem Baby darin. Bei der Rückführung in meiner Praxis spricht sie ihr Baby direkt an: „Wenigstens einmal habe ich dich selber getragen - daran werde ich mich erinnern." Und sie erzählt mir später: „Als ich die Bilder von ihm sah, war ich überrascht: Ich hatte nicht damit gerechnet, dass es so hübsch aussehen würde!"

2. Martina und Antonio, das Kind mit Anenzephalie

Martina ist im siebten Monat schwanger, als sie zu mir kommt. Sie erwartet ihr drittes Kind. Sie fühlt sich so elend und schlecht, dass sie 200 km Fahrt im Kauf genommen hat, um zu meiner Sprechstunde zu kommen. Vor drei Jahren hatte sie einen Schwangerschaftsabbruch mit medizinischer Indikation in der 28. Woche. Sie erhofft sich von der Sitzung Hilfe, um Frieden mit diesem nicht verarbeiteten Verlust zu finden.

Die Anomalie bei ihrem Kind wurde per Ultraschall erst im 7. Monat entdeckt. (Um das Jahr 2000 herum waren Ultraschallbilder weniger präzise, und es wurden weniger Untersuchungen durchgeführt). Da die Ärzte ein schlechtes Gewissen hatten, diese Diagnose ‚verpasst' zu haben, haben sie alles getan, um diesen außergewöhnlich späten Abbruch so schnell wie möglich zu organisieren.

Als Martina hörte, dass ihr Baby anencephal sei (Ein Teil des Gehirns fehlte), stellte sie sich ein Monster vor: ein kopfloses Baby. Sie befand sich noch in diesem Schockzustand, als die Geburt eingeleitet wurde. Sie gebar unter Periduralanästhesie und wollte danach ihr Kind nicht sehen.

Jetzt, da sie wieder schwanger ist und das Baby in ihrem Bauch gleich alt ist wie Antonio bei seiner Geburt, kommen die schmerzhaften und quälenden Erinnerungen zurück. Sie kommt zu mir auf der Suche nach Frieden.

Kaum ist Martina in meinem Sprechzimmer, kann sie ihre Tränen nicht mehr zurückhalten und beginnt sofort zu weinen. Ohne das „übliche Protokoll“ einzuhalten, umarme ich sie und sie lässt hemmungslos den Fluss der Emotionen fließen. Sie umarmt mich, als wäre ich ihr verstorbenes Kind, und sie sagt laut: „Ich habe dich nicht angenommen; ich hatte Angst, dich in meine Arme zu nehmen; ich habe dich abgelehnt. Eine Mama ekelt sich nicht von ihrem Kind. Ich bitte dich um Verzeihung!“ Dabei hält sie das Kind weiterhin fest und weint.

Als sie wieder zu Ruhe kommt, ermutige ich sie, ihre Schuldgefühle beiseitezulegen und diesen Moment der Begegnung mit ihrem Baby zu genießen. Ich sage ihr: „Du hast *jetzt* die Möglichkeit zurückzubekommen, was du so sehr vermisst hast. Lass dir Zeit! Lass die Liebe fließen!“ Sie bestätigt mir, dass sie das Kind ganz nahe bei sich spürt. Sie bleibt lange bei ihm. Stille, intensive Begegnung… Sie sagt mir, dass es Antonio gut geht und dass er ihr nicht böse ist. Ich lasse den Beiden noch Zeit miteinander, und dann ermutige ich sie, die Tür (imaginär) zu öffnen, damit ihr „Vogel“ davonfliegen kann. Sie sagt mir, dass sie noch etwas Zeit braucht, was ich respektiere. Ich kann einen tiefen Frieden auf ihrem entspannten Gesicht erahnen. Dann sagt sie mir, dass Antonio dabei ist zu gehen, in schönes Licht gehüllt.

Ich sage zu ihr: „Martina, deine Tränen haben Antonio deine Liebe gezeigt. Er weiß, dass du ihn liebst, und er liebt dich auch. Er möchte dir sagen, dass er sich sehr auf sein Geschwisterchen freut. Jetzt wo du erfahren hast, dass es ihm gut geht, darf es auch *dir* gut gehen. Erlaub dir glücklich zu sein“

3. Mia, das Mädchen mit Potter-Syndrom und einer schweren Nierenmissbildung.

Die Diagnose einer Missbildung, die mit dem extrauterinen Leben unvereinbar ist, wird bei Mia in der 17. Schwangerschaftswoche gestellt.

Die Geburt des Kindes wird in der 27. Schwangerschaftswoche eingeleitet. Mia ist das zweite Kind von Naemi und Nils.

Ein Monat nach der Geburt macht Naemi unter Entspannung eine Rückreise zur Schwangerschaft und Geburt von Mia.

Vor Beginn der Entspannung spricht Naemi offen über ihre Zweifel. Sie ist sich nicht sicher, ob der Schwangerschaftsabbruch die richtige Entscheidung war: Manchmal bedauert sie, Mia nicht länger behalten zu haben. Sie betont, dass sie den Schwangerschaftsabbruch mit medizinischer Indikation gewählt hat, weil sie ihr Baby vor Schmerzen bewahren wollte. Wenn das Baby überlebt hätte, hätten die Ärzte versucht, bis zu einer eventuellen Nierenspende eine Dialyse zu machen. Das wäre eine Premiere gewesen. Naemi wollte vermeiden, dass ihr Baby auf der Intensivstation landet und - getrennt von seiner Mutter - zum Versuchsobjekt wird.

Ich gebe Naemis eigene Worte in der Entspannungssitzung so wortgetreu wie möglich wieder:

„Wir hatten eine zweite Schwangerschaft geplant, allerdings nicht so schnell.

- Ich habe sofort gespürt, dass ich schwanger war und weiß sogar, wann es passiert ist.
- Ich habe ein wenig Zeit gebraucht, um die Schwangerschaft zu bejahen. Dann habe ich mich über dieses neue Baby gefreut.
- Es war für mich schön, den Eltern und dem Rest der Familie diese neue Schwangerschaft anzukündigen.

- Ich fahre mit Maya, meiner zweijährigen Tochter, zu einer Mutter-Kind-Kur an die Nordseeküste. Wir reisen zusammen mit einer anderen Mutter und ihrem Kind. Es ist eine lange und sehr anstrengende Reise. Du bist dabei, mein Baby!

- Die Kur ist schrecklich. Maya ist ständig krank, die Kinderbetreuung ist schlecht und ich habe keine Ruhe. Erst abends, wenn es ruhig ist, erinnere ich mich daran, dass du auch dabei bist!

- Weil es keinen Sinn macht, an diesem Ort zu bleiben, breche ich die Kur ab und fahre nachhause zurück. Ich hoffe, dass ich mich dort von der Kur erholen kann.

- Ich gehe zur Vorsorge zu meiner Frauenärztin. Was mein Baby anbelangt, so habe ich ein gutes Gefühl. Beim Ultraschall ist zu wenig Fruchtwasser zu sehen. Die Frauenärztin will mich nicht beunruhigen und sagt, ich solle für die nächste Woche einen Termin mit einem Spezialisten vereinbaren, der eine weitere Untersuchung durchführen soll. Ich denke mir nicht viel dabei und fahre allein dorthin. Die Ärztin teilt mir rücksichtslos mit, dass mein Baby stark missgebildet ist und nicht lebensfähig sein wird. In meiner Gebärmutter sei zu wenig Fruchtwasser. Die Nieren des Kindes funktionieren nicht, sodass es sich nicht normal entwickeln kann. Nur in sehr seltenen Fällen würden solche Kinder die Schwangerschaft überleben. In diesem Fall wäre das Überleben des Babys nur mit einer Dialyse möglich. Mit diesen Informationen entlässt man mich, ohne sich darum zu kümmern, wie es mir nach diesem Schock jetzt geht.

- Was soll ich tun?

- Ich warte von der 17. bis zur 27. Schwangerschaftswoche, bevor ich mich für eine Einleitung der Geburt entscheide. (Naemi hatte die Prognose der Ärzte so verstanden, dass das Baby bald nach der Diagnose sterben würde, was ihr die Entscheidung zu einem medizinischen Abbruch erspart hätte. Entgegen allen Erwartungen lebte das Kind aber immer noch und hatte sogar an Gewicht zugenommen. Naemi kann jetzt nicht länger warten. Sie befürchtet, dass ihr Baby die Geburt überlebt und zum Versuchskaninchen für die Mediziner wird, ohne dass sie es schützen kann.)

- Jetzt kommt noch eine neue Aufgabe auf uns zu, weil das Baby zugenommen hat: Wir müssen selber die Beerdigung organisieren. Das Krankenhaus übernimmt die Bestattung nur von Föten die leichter als 500 Gramm sind. Ich dachte, dass mein Winzig-Baby zu den anderen Sternenbabys des Klinikums in einen schönen weißen Korb kommen würde und dass man sie gemeinsam auf der schönen Kinderwiese des Hauptfriedhofs beerdigen würde. Ich hatte Trost gefunden bei der Vorstellung, dass Mia nicht allein bei ihrer Abreise sein würde.
- Ich finde keine Zeit, zur Ruhe zu kommen. Ich verbringe meine Zeit damit, einen Termin nach dem anderen zu organisieren: mit der genetischen Beratungsstelle, der Entbindungsstation, dem Bestattungsdienst, dem Pfarrer, der Hebamme.
- Meine Hebamme besucht mich, wobei ich mich frage, ob ihr Besuch Sinn macht. Sie hört die Herztöne des Babys ab und gibt mir eine Bauchmassage - das tut mir gut.
- Ich bin mit meiner Freundin in einem Modegeschäft für Babys. Ich suche nach Kleidung für mein Baby.
- Ich lasse einen runden Sarg vom Dorfschreiner anfertigen und bitte ihn, einen Stern darauf zu schnitzen. Dieser Stern ist von großer Bedeutung für mich.
- Wir fahren zur Geburt in die Universitätsklinik. Alles ist sorgfältig vorbereitet. Ich hoffe, dass die Geburt nicht zu lange dauern wird. Nach der langen, 22-stündigen Geburt von Maya hätte ich jetzt am liebsten einen Kaiserschnitt. Aber die Ärzte

sagen mir, dass man sich nach einem Kaiserschnitt nicht so gut von einem Kind verabschieden kann, und sie versprechen mir, dass ich nicht leiden werde. Ich vertraue dem Team.

Ich sehe mich morgens in meinem Krankenzimmer liegen; man hat mir eine Infusion für die Geburtseinleitung angelegt. Am Abend bekomme ich Wehen. Ich fühle Erleichterung, fast eine Art Freude[3]. Zunächst bleibe ich in meinem Zimmer; dann gehe ich hinunter in den Kreißsaal.

- Wegen der Wehen fällt es mir schwer, einen runden Rücken für die PDA zu machen. Doch dann funktioniert es und ich spüre nichts mehr. Ich frage: „Woher weiß ich, wann die Geburt beginnt? Die Hebamme antwortet, dass ich trotz der Anästhesie, den Druck auf das Steißbein verspüren werde.

- In der Tat fühle ich bald den Druck, aber ohne Schmerzen. Bald ist der Kopf draußen. Die Hebamme legt Mia auf mich. Wie schön sie ist! Ich glaube, ich sehe ihre ältere Schwester wieder: in klein! Ich dachte nicht, dass sie so süß sein würde. Es ist, als würde sie schlafen.

- Ich streichle ihre kleinen Hände. Ihre Augen sind geschlossen. Sie ist angenehm warm.

- Jakob (Freund, Krankenhausseelsorger) kommt und singt ein schönes Lied für sie. Er segnet sie und schenkt ihr ein Kreuz aus Peru.

- Wir machen schöne Fotos von ihr, und die Hebamme macht Bilder von uns dreien.

---

3 Es ist wegen der Ausschüttung der Hormone der Geburt gut nachvollziehbar, dass Frauen unter der Geburt eine Art Freude spüren, auch wenn das Baby nicht lebensfähig ist.

Wir baden sie in einer kleinen Badewanne und achten darauf, dass der Kopf außerhalb des Wassers bleibt. Dann ziehe ich sie an. Die Kleider sind zu groß, aber das macht nichts; wir krempeln die Ärmel hoch. Wir wickeln sie in eine kleine Decke. Uns wird angeboten, zurück in unser Zimmer zu gehen. Ich bitte um ein Kinderbett für Mia. Ich lege sie hinein und bedecke sie sanft, damit sie nicht friert. Das gesamte Personal, freundlich und geduldig, „macht mit": Das hilft, die Illusion zu verlängern. Ich schicke Nils, meinen Mann, um Essen am Buffet der Entbindungsstation zu holen. Ich habe einen Bärenhunger. Nils schaut ein wenig Fernsehen. Wir schlafen ein.

Als ich sie am nächsten Tag noch einmal auf den Arm nehmen will, ist das nicht mehr so einfach. Ich lege sie zurück in ihr kleines Bett, auf die Seite, wie ein schlafendes Neugeborenes.

Die Eltern von Nils kommen, um uns zu besuchen. Sein Vater weint sehr. Es erinnert ihn wahrscheinlich an den Tod seines eigenen Sohnes. Dann kommen meine Eltern und meine Schwester mit Maya. Zuerst ist Maya schüchtern, aber ganz schnell wird sie wieder fröhlich, wie immer. Sie geht zum Babybettchen und freut sich darauf, das Baby zu sehen. Meine Schwester hebt es hoch, damit Maya ihm einen Kuss geben kann.

Nils möchte nach Hause. Es ist mir recht. Wir laufen langsam durch den Flur und fahren das Kinderbett in den Kreißsaal. Das Bettchen wird schwerer und schwerer: Mir ist klar, dass ich es dort lassen werde und mit leeren Händen zurückgehen werde. Eine Krankenschwester (die neu in der Abteilung ist) wartet auf uns und fragt uns, ob wir unser Kind selbst ins Kühlfach legen wollen. Sie merkt schnell, dass sie mit dieser ungeschickten Frage einen Fehler gemacht hat. Ich muss sehr weinen. Dann nehme ich Mia auf den Arm und gebe sie ihr.

- Wir fahren nach Hause. Ich habe ein Baby zur Welt gebracht und komme ohne ein Baby nach Hause!
- Unterwegs schlägt Nils vor, eine Videokassette auszuleihen. Wir suchen den Film: „Mamma Mia“ aus. Der junge Mann in der Videothek, der mich gut kennt, sagt humorvoll zu mir: „Du siehst schlimm aus, so, als hättest du die ganze Nacht nicht geschlafen!“ Ich widerspreche ihm nicht; ich lasse ihn glauben, dass ich lange gefeiert habe!
- „Mamma Mia“ ist eine Komödie und Nils dachte, dass es mir ablenken könnte, aber ich weine nur. Ich bin mit meinen Gedanken ganz bei meinem Baby.
- Viele Menschen kommen zur Beerdigung. Jakob und ein anderer Pastor haben mit uns die Abschiedsfeier vorbereitet.
- Einerseits bin ich froh, dass Mia auf dem Dorffriedhof begraben wird, andererseits ist dieses Dorf irgendwie zu klein für mich. Wenn ich auf dem Friedhof bin, möchte ich manchmal einfach nur meine Tränen frei fließen lassen. Das aber ist in diesem kleinen Dorf nicht möglich: Es gibt immer jemanden, der dich sieht und dich trösten will, was dir das Weinen unmöglich macht.“

Naemi gibt uns ein Beispiel für einen guten Trauerprozess. Sie hat sich zwischen der Diagnose und der Geburt viel Zeit gelassen. Sie wusste sich mit Freunden und kompetenten Menschen zu umgeben, die sie begleiten würden.

Doch wie sie selbst sagt: „Ich konnte nicht zur Ruhe kommen und konnte keinen Frieden finden. Ich war meistens „in meinem Kopf“ und habe einfach nur funktioniert.“

Man kann sich fragen, ob sie sich anders entschieden hätte, wenn sie ihrem Herzen gefolgt wäre und wenn man ihr gesichert hätte, dass ihr Kind auf keinen Fall als Versuchsobjekt dienen würde.

4. Ein Vater und die Abtreibung

„Es wird nie wieder dasselbe sein." sagt die Mutter. „Von außen sieht es aus, als wäre man verhärtet, aber innen fließen die Tränen." fügt der Vater hinzu.

Zuerst macht Martina eine Trauersitzung bei mir. In einer zweiten Sitzung kommt ihr Mann Erick dazu, der auch die Abtreibung seines zweiten Kindes unter Entspannung bearbeiten möchte.

Während der Sitzung mit Erick verstehe ich allmählich, dass sich hinter seinem kalten Aussehen und seinen harten Worten eine große Sensibilität und tiefe Traurigkeit verstecken.

Erste Sitzung:
Martina, die im achten Monat schwanger ist (34. Woche) sucht bei mir Hilfe wegen Angstzuständen und Dauertraurigkeit. Obwohl diese Schwangerschaft geplant ist, kann sie sich nicht auf das neue Baby freuen. Wegen ihrer depressiven Stimmung und vorzeitigen Wehen wurde sie im siebten Monat eine Woche stationär im Krankenhaus aufgenommen. Hinzu kommt, dass ihr Vater im Sterben liegt und dass sie sich nicht traut, ihn zu besuchen. Vor einem Jahr hatte sie einen medizinischen Schwangerschaftsabbruch und Sie vermutet, dass ihre ambivalenten Gefühle bezüglich der neuen Schwangerschaft etwas mit diesem tragischen Erlebnis zu tun haben. Sie kommt auf Empfehlung einer Freundin zu mir, um es zu verarbeiten.

Wegen abnormer Werte der Nackenfalte und einer Chorion Biopsie, was eine Chromosomenanomalie mit einer unsicheren Prognose bestätigt hatte, hatte das Ehepaar sich entschieden, die damalige Schwangerschaft zu beenden. Die Ärzte planten noch weitere Untersuchungen, um eine genauere Diagnose stellen zu können, bevor sie mit den Eltern über einen Schwangerschaftsabbruch sprechen wollten. Diese Prozedur wurde aber Martina zu lang. Sie wollte diese Schwangerschaft so schnell wie möglich inkognito „loswerden". Ihr Mann und sie organisierten in der vierzehnten Schwangerschaftswoche die Abtreibung in Basel, jenseits der Grenze. Ihrem dreijährigen Sohn Jo hatten sie von der Schwangerschaft mit dem „Sorgenbaby" nichts erzählt. Am Tag der Abtreibung organisierten sie für ihn eine Betreuung bei einer Nachbarin, ohne ihm den Grund für den Ausflug zu verraten. Der Eingriff lief reibungslos, unter Vollnarkose. Erick hätte den Fötus gern mitgenommen, um ihn im Garten zu begraben, aber Martina hatte den Vorschlag abgelehnt.

Martina hatte absichtlich auf denselben Tag einen Termin beim Friseur gelegt, um etwas für ihre Schönheit zu tun. Sie wollte sich selbst beweisen, dass „alles wieder so sei wie vorher". Das Gefühl der Erleichterung hielt allerdings nicht lange an. Noch am selben Abend hatte das Ehepaar seinen ersten heftigen Streit, und Martina wurde bewusst, dass es nie wieder so sein würde wie vorher. „Ich hätte Ericks Nähe so sehr gebraucht und er meine auch...," erzählt sie. „Es ist uns aber nicht gelungen, gemeinsam zu weinen. Stattdessen warfen wir uns gegenseitig unseren Schmerz an den Kopf, beschimpften uns und waren dann, jeder für sich, noch einsamer als zuvor."

In der Sitzung weint Martina zehn Papiertaschentücher voll! Sie befreit sich dabei von ihrem Schmerz und kann wieder Liebe und Freude empfinden. Am Ende der Sitzung beschließt sie, ihren sterbenden Vater zu besuchen und sagt: „Ich gab meinem Mann, der krank war, die Schuld, dass ich seinetwegen, nicht zu meinem Vater konnte. Jetzt weiß ich, dass es so nicht stimmte. Ich selbst hatte Angst zu fahren - ich konnte ihn nicht besuchen, bevor ich mich von meinem Kind verabschiedet hatte."

Vor der Haustür zeigt Martina auf ihren Brustkorb und sagt mir: „Jetzt spüre ich wieder Wärme in mir!"

In der Sitzung wurde Martina bewusst, wie tief sie mit ihrem Sternenkind verbunden ist. Sie hat die Ursache ihrer depressiven Stimmung und der vielen Streitigkeiten in ihrer Ehe erkannt. Sie sagt mir, dass sie sich sehr wünscht, ihre Entdeckungen mit ihrem Mann zu teilen. Aber sie weiß, dass sie nicht mit ihm kommunizieren kann, ohne dass er einen Wutanfall bekommt oder über sie lacht und sie ablehnt. Da ich eine Ausbildung als Mediatorin absolviert habe, biete ich ihr an, ihren Mann das nächste Mal mitzubringen. In einem geschützten Raum könnte sie ihrem Mann erklären, was ihr so wichtig ist. Vielleicht lässt er sich darauf ein. Hoffnungsvoll nimmt sie meinen Vorschlag an. Noch am selben Tag ruft sie mich an um mir zu sagen, dass ihr Mann sich auf eine Dreiersitzung einlässt und wir vereinbaren einen neuen Termin.

2. Sitzung

Einige Tage später kommt das Paar zu mir. Ich habe mich auf meine Rolle als Mediatorin vorbereitet, aber die Sitzung verläuft ganz anders als erwartet. Als ich anfange, die Regeln der Mediation zu erklären, explodiert Erick. Er sagt, er kenne diese Art der Kommunikation sehr gut, bei der alles wiederholt wird, was das Gegenüber einem sagt. Auf so ein blödes Spielchen will er sich auf keinen Fall einlassen.

Die Situation ist für uns drei sehr peinlich. Vor allem tut mir Martina leid. Nachdem sie ihren ganzen Mut zusammengenommen hatte, um diesen Termin zu organisieren, ist sie hilflos und enttäuscht. Zweierlei ist für mich rätselhaft: erstens frage ich mich, wie es zu einem solchen Missverständnis kommen konnte. Zweitens frage ich mich, warum dieser Mann mit einem so harten Gesicht und solch einer zynischer Miene zugestimmt hat, seine Frau in meine Praxis zu begleiten. Meine erste Idee ist, die Sitzung sofort zu beenden. Stattdessen mache ich, zu meiner eigenen Überraschung, einen anderen Vorschlag. Ich spreche Erick an: „Sie sind hierhergekommen, weil Martina Ihnen gerne berichten wollte, was sie letzte Woche hier erlebt hat. Wenn Sie möchten, so schlage ich vor, dass *Sie* dieses Mal versuchen, mit Ihrem Kind Kontakt aufzunehmen, wie Martina es letzte Woche getan hat. Martina könnte sich neben Ihnen auch entspannen, während ich Sie auf dieser Reise begleite."

Warum ich ihm einen solchen Vorschlag gemacht habe, weiß ich wirklich nicht. Sobald ich meinen Satz beendet habe, bedauere ich, was ich gesagt habe. Dieser Mann ist mir sehr unsympathisch, und ich wünsche mir sehr, dass er mein Angebot ablehnt! Pech für mich: Ohne zu zögern sagt er zu! Gefangen in meiner Großzügigkeit, kann ich mich der Sache nicht mehr entziehen! Während ich die Modalitäten der Sitzung erkläre und die Couch einrichte, flüstert mir eine innere Stimme weiterhin zu, dass ich wirklich dumm war, ihm so etwas vorzuschlagen! Dies ist in der Tat meine erste Sitzung dieser Art mit einem Mann - wo ich doch beschlossen hatte, nur mit Frauen zu arbeiten, um meine Energie und meine Zeit zu begrenzen. Hätte ich bloß nichts vorgeschlagen, dann wäre dieser Mann jetzt draußen, und ich wäre erleichtert! Die Situation irritiert und amüsiert mich zugleich. Ich habe ein mulmiges Gefühl im Bauch, etwas Neues an einem so störrischen Menschen auszuprobieren!

Ich gebe hier die Worte wieder, die er benutzt, um über sein Inneres zu sprechen:

„Ich sehe ein blasses und kaltes weißes Licht! Ich sehe unser Wohnzimmer wie ein Heim für die Toten, wie ein Museum. Die Sofas sind mit weißen Bettlaken bezogen. Alle Möbel sind perfekt ausgerichtet; überall ist Pulver, Pulver gegen Motten!

Über dem Wohnzimmer befindet sich das Schlafzimmer, das ebenfalls kalt ist. Alles funktioniert nur."

Dann entspannt er sich und sieht sich mit seinem Kind:

„Ich bin auf einer Lichtung. Ich atme. Ich habe Kontakt zu meinem Kind. Das Kind ist in mir. Es ist gut. Es ist gut."

Dann kommen schreckliche Bilder in ihm hoch:

„Ich sehe zerfetzte Stücke von Kuchenblechen aus Metall in meinem Bauch."

Als ich um eine Erklärung bitte, überlegt er und sagt:

„- das Blech eines Geburtstagskuchens... Vielleicht das Kind... wie es sich fühlte, als es in Stücke zerfetzt wurde.“

Und später diese Worte:

„Ich sehne mich danach, dass es wieder in mir fließt.“

Während der Sitzung wiederholt er mindestens dreimal, zu verschiedenen Zeiten:

„Von außen ist der Körper verhärtet.

Im Inneren fließen die Tränen“.

Nach der Sitzung erzählen Martina und Erick ihrem Sohn Jo von seinem kleinen „Engel-Bruder“. Dann macht Martina eine Reise mit der Bahn, um sich von ihrem Vater zu verabschieden. Sie nimmt Jo mit. Es verläuft gut; Jo genießt es, seine Cousins wiederzusehen, die im selben Dorf wie sein Opa leben. Martina findet ihren inneren Frieden wieder. Nun kann sie befreit das neue Kind annehmen.

B-Manchmal beschließen die Eltern, die Schwangerschaft fortzusetzen.

Die folgenden sieben Geschichten wurden teils von den Eltern, teils von ihrer Hebamme aufgeschrieben.

Jedes Leben ist in der Tat

ein Geschenk

egal wie kurz

egal wie zerbrechlich

Jedes Leben ist ein Geschenk

das für immer

in unserem Herzen weiterleben wird

(Gedicht auf einer Geburtsanzeige)

5. Jonas

Alina ist 43 Jahre alt, als sie mit Jonas, ihrem zweiten Kind, schwanger wird. Anna, ihre älteste Tochter, ist drei Jahre alt. Alina und ihr Mann sind besonders glücklich über dieses Geschwisterchen für Anna. Aber der Ultraschall im dritten Monat wirft einen Schatten auf diese Schwangerschaft.

Hier ist der Brief, den Alina einige Tage nach der Geburt an ihr Baby geschrieben hat:

„Lieber Jonas,

Du bist zuhause geboren, ganz nah zu uns und doch warst du schon ganz weit weg von uns, in eine andere Welt, die wir nicht kennen. Seltsam: Neben der Trauer empfinde ich auch Erleichterung und Dankbarkeit. Erleichterung, dass bei deiner Geburt alles gut gegangen ist, (ich habe sie körperlich gut überstanden, Anna hat in aller Ruhe geschlafen und dich morgens um 5 Uhr begrüßt, nachdem wir dich gebadet und die Spuren deiner Geburt beseitigt hatten) Erleichterung, dass du mit einem friedlichen Gesichtsausdruck zu uns gekommen bist, so dass wir hoffen können, dass du nicht hast leiden müssen. Ich hätte dich gern einen kurzen Augenblick, lebendig in meinen Armen gehalten, ich war aber erleichtert, dass du gleich gestorben bist - und nicht einige qualvolle Stunden oder sogar Tage mit uns zusammen leben musstest! Erleichterung, dass du uns ein Leben mit dir als schwerstbehindertes Kind erspart hast, indem du deinen Weg so weitergegangen bist, dass du uns nicht ein Leben lang in die Pflicht genommen hast. Wir hatten große Angst vor einem Leben mit einem behinderten Kind. Wir haben sehr lange mit der Frage gekämpft, ob wir dein Leben vorzeitig beenden sollten, dürften oder müssten. Du hast uns diese Entscheidung abgenommen! Nach der vorgeburtlichen Diagnostik wurde klar, dass dein Herz viel zu krank ist, um nach der Geburt in unserer Welt leben zu können. So konnten wir dir die Zeit und den Raum geben, den du auf deinem Weg zu uns und wieder weg von uns in meinem Bauch und in unseren Herzen benötigt hast. Du hast unsere Wünsche und Hoffnungen wahr werden lassen - wir mussten nicht in die Klinik, sondern konnten dich zuhause auf die Welt bringen. Du kamst nachts zu uns, sodass wir uns keine Gedanken um Anna machen mussten, da sie die Geburt „verschlafen“ konnte.

Leider hat dein Herz aufgehört zu schlagen, bevor du aus meinem Bauch herausgekommen bist. Wir hätten gerne deine Stimme gehört, deine Augen gesehen, deine Bewegungen miterlebt.

Ich weiß nicht, ob du ein Träumer oder Abenteurer hier auf der Erde geworden wärst. Trotz allem habe ich das sichere Gefühl, dass du noch bei uns bist. Wir sind dankbar, dass du uns in den wenigen Tagen bis zu deiner Beerdigung allein durch dein Da-Sein Ruhe und Trost gegeben hast.

Danke, Jonas! Du hast uns erfahren lassen, wie viele gute Freunde um uns herum leben, die unsere Sorgen, Ängste und Nöte mit uns geteilt und getragen haben. Wir sind überwältigt, und oft sprachlos gewesen über all die vielen Aufmerksamkeiten, für das Mitdenken und Mitfühlen, für die vielen mitgeweinten Tränen, für das Kümmern um Anna, die ihr unbeschwertes Leben leben kann, ohne von ihren trauernden Eltern allzu sehr belastet zu werden.

Es ist so extrem! Zuerst die Erfahrung, dass ich trotz Thomas Sterilität schwanger wurde und Anna als gesundes und sehr lebensfrohes Kind auf die Welt kam. Mein großer Wunsch ist in Erfüllung gegangen - darüber bin ich unendlich dankbar und glücklich. Und dann noch eine zweite Schwangerschaft. Zuerst Ungläubigkeit, dann Zweifel (wollen wir denn noch ein zweites Kind? Eigentlich hatten wir doch andere Pläne...). Dann Hoffnung und riesige Freude: Dana bekommt ein Geschwisterchen! In der 12. Woche bei der ersten Routine-Untersuchung die niederschmetternde Diagnose „Extrem hohe Nackendichte, Verdacht auf Chromosomen-Anomalie."

Die folgenden vier Wochen waren geprägt von extremer Verunsicherung und Angst (Trisomie 21: Wir wissen doch beide, was für ein schwerer Lebensweg mit einem „Mongölchen" vor uns liegen würde; Trisomie 13 oder 18, verwirrende Informationen und gruselige Details von Missbildungen, Kleinefelter-Syndrom, ach, wenn es nur das wäre...!). Dann die weitere Diagnostik mit dem Ergebnis, dass dein Körper eine „freie Trisomie 13" und einen schweren Herzfehler (Loch zwischen rechter und linker Herzkammer, die Verbindung von Herz zur Lunge ist nicht klar erkennbar) hat. Das Nachlesen bringt neue Informationen zutage: Zum Krankheitsbild einer Trisomie 13 gehören schwere neurologische Störungen (Seh- und Hörstörungen, fehlende Trennung zwischen Vorder- und Großhirn), verschiedene Störungen innerer Organe und Fehlbildungen in Skelett und Muskulatur.

Was folgt, ist eine Zeit des Ringens um die Entscheidung Abbruch der Schwangerschaft - ja oder nein? Das Gefühl, sich entscheiden zu müssen, weil „einem die Zeit davonläuft". Hin- und Hergerissen-Sein zwischen den beiden Möglichkeiten und die Unfähigkeit der Entscheidung für einen Abbruch der Schwangerschaft. Du bist doch mein Baby, ich kann dich doch nicht einfach umbringen, auch wenn das 99% aller Frauen so tun würden. Aber gleichzeitig die Angst vor einem Leben mit einem schwerstbehinderten Menschen, vielleicht viele Monate und Jahre voller Entbehrung und Aufopferung - auch zu Lasten von Dana, deren weiterer Lebensweg mit einem behinderten Geschwister ebenfalls voller Rücksichtnahme und Verzicht sein würde.

Wir verbringen viel Zeit mit der Suche nach Hilfe und Informationen, gute weiterführende Gespräche mit der Frauenärztin, der genetischen Beratungsstelle in Freiburg, mit der Hebamme, die uns bei der Geburt von Dana betreut hatte. Wir lesen die vielen Erfahrungsberichte von Eltern auf der Homepage von LEONA e.V. und suchen das Gespräch mit Freunden und Verwandten.

Ganz langsam das Erkennen: wir müssen uns nicht sofort entscheiden, wir können unsere Entscheidung langsam reifen lassen. Und dann das Ergebnis der genauen Ultraschall-Untersuchung in Köln: ein so schwerer Herzfehler, dass ein Überleben im Bauch bis zur Geburt und ein Überleben der Geburt sehr unwahrscheinlich ist. Langsam die Erkenntnis: Wir müssen uns nicht entscheiden. Jonas macht es uns leicht; wir können ihm seinen Platz im Bauch lassen, weil er uns verlassen wird, wenn sein Weg in unserer Welt seinen Anfang nimmt.

Jetzt warst du wieder ganz mein Baby, du konntest ganz schön fest strampeln! Es war aber auch eine Zeit voller Einsamkeit und Trauer. Um mich herum die vielen Schwangeren, die mich im Kinderturnen, im Dorf und im Bekanntenkreis umgaben. Ich schaffte es nicht, einfach nur im Hier und Jetzt zu leben. Ich spürte dich, deinen Lebenswillen, dein Größerwerden - und musste gleichzeitig täglich mit deinem Tod rechnen.

Jetzt bist du gegangen. Ich bin traurig.

Ich habe dich verloren; ich habe einen Sohn gehabt, aber ich kann nicht erleben, wie er wächst, kann mich nicht Tag für Tag an ihm freuen und Neues erleben. Viele, erst zaghaft begonnene Phantasien zerplatzen wie Seifenblasen.

Habe ich verloren? War alles nur eine kurze Episode, ein Irrtum der Natur mit „glücklichem Ausgang" für alle Beteiligten? Schnell vergessen, Deckel zu?

Mit dir hat auch etwas begonnen, Jonas, wir wissen noch nicht, was es ist, aber wir spüren die Veränderungen.

Jonas, du warst und du bist in einem schwer zu erfassenden Sinn „wirklich". Du hinterlässt Spuren, du bist präsent.

Unsere Gedanken über deinen Weg und dein Karma sind spekulativ. Sicher aber ist, dass du unseren Weg nicht nur ein kurzes Stück begleitet hast, sondern dass du bei uns bist."

Als Hebamme erinnere ich mich sehr gut an Alinas Tränen und ihr Zögern. Ich erinnere mich, dass sie große Angst hatte, dass das Baby überlebt, weil sie im Internet gelesen hatte, dass dies wahrscheinlich bereits geschehen war (Sie hatte gelesen, dass weniger als 1 Prozent überleben würden und sah in ihrer Not nur dieses eine Prozent.)

Auch wenn ich Alina und Thomas ermutigt habe, das Baby zu behalten, so habe ich großen Respekt vor den Eltern, die sich nicht anders entscheiden können, als eine frühe Geburt durchzuziehen. Ihre Entscheidung spiegelt die Gedanken und den Druck wider, die sie von ihren Mitmenschen erhalten. An dieser Stelle möchte ich für eine bedingungslose Aufnahme des Kindes durch die menschliche Gemeinschaft plädieren - nicht nur durch die betroffenen Eltern, die häufig weit weg von jeglichem Familiennetz ziemlich isoliert leben.

Ich erinnere mich, dass Alina große Mühe hatte, Jonas seinen vollen Platz einzuräumen, weil sie sich und ihre dreijährige Tochter Dana vor dem Leiden der Trennung schützen wollte. Als ich sie bei einer Vorsorgeuntersuchung fragte, wie es ihrem Baby ging, fiel es ihr schwer, mir die Wahrheit zu sagen. Sie antwortete leise: „Es geht ihm gut. Er bewegt sich viel", so, als würde sie sich dafür schämen. Sie war sicher, dass es ihm gut ging, es passte aber nicht zu dem, was die Ärzte ihr angekündigt hatten. Laut Ultraschall müsste es dem Baby sehr schlecht gehen.

„Es geht deinem Baby gut - nun, wo liegt das Problem?" fragte ich sie provozierend. Ich versuchte sie zu ermutigen, das Leben mit ihrem Baby zu genießen, ohne an die schlechten Tage zu denken.

Eines Tages, als sie zögerte, in den Urlaub zu fahren, nur wenige hundert Kilometer von zuhause entfernt, ermutigte ich sie dringend:

„Wovor hast du Angst? Fahr mit deiner Familie los, genieße euren Kleinen!"

Während einer weiteren Beratung fragte ich sie, ob Dana einen guten Kontakt zu ihrem kleinen Bruder hatte. Sie gab zu, dass sie vermied, mit Dana über das Baby zu sprechen. Sie ermutigte sie auch nicht, ihren Bruder im Bauch zu spüren, wegen.....(An dieser Stelle schwieg sie.)

„Wegen was?" fragte ich.

„Ich möchte ihr keine falschen Hoffnungen machen und ihr die Traurigkeit ersparen, wenn er dann gehen muss" war ihre Antwort.

Daraufhin sagte ich:

„Heute hat Dana einen kleinen Bruder, und sie wird wahrscheinlich in ihrem Leben keinen anderen mehr bekommen;

und du hinderst sie daran, mit ihm zu spielen, weil er morgen nicht mehr bei euch sein wird? Du hast mir erzählt, dass sich Dana während eures letzten Urlaubs auf dem Campingplatz mit einem Mädchen angefreundet hat. Hast du sie daran gehindert, mit diesem Mädchen zu spielen, um das Schmerz der Trennung bei der Abreise zu verhindern? Die Tage ihres kleinen Bruders sind gezählt. Warte nicht damit, ihm seinen Platz zu geben und das kurze Leben mit ihm zu genießen!"

Ich nahm an der sehr schönen Zeremonie von Jonas Beerdigung teil. Der hübsche Korb, in dem er lag, wurde in die Erde im Dorffriedhof gelegt. Auf dem Grab ließen seine Eltern eine sehr schöne weiße Skulptur machen, die uns an die Möwe Jonathan erinnern sollte.

Zweieinhalb Monate später lud ich Alina zu einer weiteren Entspannungssitzung ein. Hier sind einige Auszüge ihres Erlebnisses:

„Lieber Jonas,

Diesen Dienstag war ich bei Gisèle zur Tiefenentspannung, einer der wenigen Momente, in denen ich mich dir in Ruhe ganz widmen kann. Ich habe einige sehr schöne Bilder gesehen. Ich fühlte, dass du uns sehr nahe warst. Ich empfand eine große Liebe zu dir, mein Baby, mein kleiner Junge. Ich sah dich in einem schönen Licht. Du hast einen unendlichen Frieden ausgestrahlt. Es hat mich getröstet, die Gewissheit zu erhalten, dass mein Kind seinen Weg gefunden hat und glücklich ist. Ich muss dich auf deine Weise gehenlassen, so, wie jede Mutter ihre Kinder loslassen muss. Das bedeutet nicht, dass ich dich nicht oft vermisse. Ich hätte dich gerne umarmt, deine Haut an meiner gespürt, dein Lachen gehört.

Obwohl ich mir sicher bin, dass es dir an diesem Morgen gut ging, weiß ich, dass ich noch viele Tränen weinen werde. Ich glaube aber, dass die schönen Erinnerungen die schmerzhaften immer mehr überlagern werden und dass mein innerer Frieden immer größer werden wird.

Trotz aller Wut, allem Ärger und aller Verzweiflung über unser Schicksal habe ich das Gefühl, dass du uns Gott nähergebracht hast. Dafür möchte ich dir danken; das berührt mich sehr tief, Alina“

Bei der Todesanzeige hatten Thomas und Alina geschrieben:

„Wir sind traurig, dass er gegangen ist. Wir sind dankbar, dass er uns besucht hat.“

Erklärung des Vornamens Jonas: Jonas ist die Abkürzung für Jonathan. Das Buch „Die Möwe Jonathan“ des US-Schriftstellers Richard Bach inspirierte die Eltern, diesen Namen für ihren Sohn zu wählen.

Jonathan hat ein anderes Schicksal als das seines Clans. Er kann höher fliegen als die anderen, sodass er vom gemeinsamen Flug ausgeschlossen ist. Er lernt, mit seiner Einsamkeit zu leben, lernt weiter, „frei zu fliegen“ und kehrt schließlich in seine Gruppe zurück. Er ist bereit, ihnen den Freiflug beizubringen. Er überwindet seine Verletzungen. Mit den Augen der Liebe ist er in der Lage, in jeder Möwe den guten, heiligen Kern zu erkennen, die wahre Möwe. Seine Botschaft: „Versuche jeden Tag dein wahres Selbst zu finden, die wahre freie Möwe, die du bist!“

6. Bobbele

Christa ist 27 Jahre alt. Sie erwartet ihr erstes Kind. In der 22. Schwangerschaftswoche erfährt sie, dass ihr Kind nicht sehr lange leben wird. Es hat eine Triploidie; eine seltene Fehlbildung, die mit dem extrauterinen Leben unvereinbar ist. Die meisten Kinder mit Triploidie entwickeln sich nicht normal und sterben vor dem siebten Monat der Schwangerschaft. Christa und ihr Mann nennen ihr Baby Bobbele. Sie kennen sein Geschlecht, wollen es aber geheim halten. Wenige Tage nach Erhalt der schlechten Nachricht trifft Christa zufällig meine

Hebammenkollegin Chloé an einer Tankstelle. Es ist die Kassiererin, die die Beiden miteinander bekannt macht. Beruflich ist Christa Schäferin. Daher hat sie eine gesunde Beziehung zur Natur, zum Leben und zum Tod. Sie beschließt bald, der Natur ihren Lauf zu lassen und Bobbele das Recht zu geben, so lange im Mutterleib zu bleiben, wie es für ihn/sie vorgesehen ist. Meine Kollegin Chloé erklärt sich bereit, sie bei den Vorsorgeuntersuchungen zu betreuen und empfiehlt ihr, Kontakt zu mir aufzunehmen. Christa kommt regelmäßig in meine Praxis. Im geschützten Raum kann sie ihre Traurigkeit und andere bedrückende Gefühle wie Wut oder Hilflosigkeit ausdrücken. In der Entspannung nimmt sie Kontakt zu ihrem Baby auf und schöpft Kraft aus der stark empfundenen Freude am „Mama-Sein".

Der Bauch wächst langsam, aber stetig. Entgegen allen Erwartungen lebt Bobbele 34 Wochen. Christa ist mit ihrem Baby sehr verbunden und empfindet viel Liebe zu ihm. Sie hat Freude am Schwanger sein. Leider kann sie diese Freude nicht mit ihrem Mann teilen: Das Paar befindet sich oft im Konflikt. Johannes, ihr Mann, hat Schwierigkeiten, seine Partnerin auf diesem einzigartigen Weg zu begleiten. Wäre es nicht einfacher und vernünftiger gewesen, so denkt er, dem von der Medizin vorgeschlagenen Schwangerschaftsabbruch anzunehmen, damit der Leidensweg verkürzt wird? Diesen Weg gehen die meisten Eltern in der gleichen Situation, Christa aber hat sich anders entschieden. Sie möchte diese wertvollen Wochen mit ihrem lebenden Kind bis zum Letzten auskosten. Neben der Traurigkeit über die bevorstehende Trennung empfindet sie oft viel Freude und Stolz, Bobbeles Mutter zu sein und möchte dies mit ihrer Familie teilen. Sie will das Kind feiern, das in ihr lebt. Inspiriert von einer Geschichte, die sie im Internet gelesen hat, hat sie die Idee, eine Geburtstagsfeier für Bobbeles 30.Lebenswoche im Mutterleib zu organisieren. Johannes versteht nicht, was in ihr vorgeht; ihr Bruder zeigt genauso wenig Verständnis für die Sache. Sie halten Christa für eine Wahnsinnige und versuchen vergeblich, sie zur Besinnung zu bringen. Es ist eine schwierige Zeit für Christa, die sich mit ihrem Projekt allein fühlt. Sie bleibt trotzdem ihrem Impuls treu und setzt ihre Idee durch. Zögernd folgen schließlich ihre Eltern, ihre Geschwister, ihre Neffen und Nichten der Einladung zur besonderen Sonntagsgartenparty. Christa hat eine Geburtstagstorte vorbereitet, die sie mit dem Namen „Bobbele" dekoriert hat. Die Sonne scheint. Die Gäste teilen ein Picknick mit den mitgebrachten Speisen, und die Atmosphäre entspannt sich allmählich. Christa hat Spiele für die Kinder vorbereitet, die nach dem Essen zusammen gespielt werden. Dann wird der Geburtstagskuchen geteilt und gegessen. „Bobbele 30 Wochen!" Als Höhepunkt des Tages bringt Christa einen kleinen Baum mit, den sie symbolisch für ihr Kind pflanzen möchte. Zu ihrer großen Überraschung ergreift ihr Bruder die Initiative. Er nimmt die Schaufel und gräbt ein Loch, während Johannes, Christas Mann, den Baum aus ihren Händen entgegennimmt und ihn selbst für sein Baby pflanzt. Bobbele hat jetzt seinen Platz in der Familie. Wir feiern das Leben, wir feiern die Liebe.

Vier Wochen später spürt Christa keine Bewegungen ihres Babys mehr. Sie wartet zwei Wochen, bevor die Geburt spontan losgeht (Hinweis für Hebammen: die Gerinnungsuntersuchungen waren gut). Geplant ist, dass Chloé sie bei der Geburt im Krankenhaus begleitet. Aber der Muttermund geht so schnell auf, dass keine Zeit für den Transport ins Krankenhaus bleibt. Bobbele wird in der Ruhe seines Zuhauses geboren. Von nun an trägt das Kind den Namen Elina. Christa ist stolz auf ihre Geburt und ihre kleine Elina. Jetzt wissen alle, dass es ein Mädchen ist. Die Abschiedszeremonie, die mit einem befreundeten Pfarrer sorgfältig vorbereitet wird, findet ebenfalls in der Privatsphäre des Hauses statt. Einige Freunde und Verwandte sind anwesend. Es ist ein heiliger Moment, in dem der Himmel die Erde berührt. Glücklich sind diejenigen, die das Privileg haben, einem solchen Ereignis beizuwohnen! Seit der Feier im Garten haben die Familienmitglieder ihre Ängste und Vorurteile vergessen. In aller Selbstverständlichkeit kommen sie, um Elina, das schlafende Baby, zu besuchen und nehmen an der Abschiedsfeier teil. Johannes und Christa haben einen schönen Sarg gebaut, in den sie Elina gelegt haben. Sie legen Wert darauf, ihre Prinzessin selbst zum Friedhof zu tragen. Der Friedhof befindet sich am anderen Ende des Dorfes. Was für eine einzigartige Prozession! Sie legen sie in ihr Grab und geben sie der Erde zurück.

Wenn man an einem Ereignis dieser Dimension teilnimmt, denkt man an heilige Musik, an einen Vogel, der zum Gipfel hochfliegt oder an einen Sonnenuntergang am Meer. Es fühlt sich dann so an, als würde man selber hineingezogen: Es ist, als würde man die Ewigkeit mit dem Finger berühren.

Bobbele, du hast uns ein Stück des Himmels geöffnet: Danke!

Christa hat ein Album in Erinnerung an Elina gestaltet, und sie hat mich gebeten, ein paar Zeilen zu schreiben:

„Liebe Christa,

Jetzt, wo dein Bauch leer ist, bist du allein und doch nicht allein. Lass los....Gib deinen Schmerz immer wieder ab, und Liebe und Trost werden weiterhin in euer Haus kommen und euch erfüllen.

Diese Schwangerschaft war eine Art Initiationsreise. Du hast viele Entscheidungen treffen müssen. Du hast die Herausforderung gemeistert: Du bist deiner Intuition und deinen Werten treu geblieben.

Deine Tränen waren nicht umsonst. Du kannst stolz auf dich sein! Bereichert durch die Erfahrung der Schwangerschaft und Geburt hast du innere Freiheit gewonnen.

Ich wünsche dir und Johannes alles Gute.“

Gisèle

7. Deborah

Es ist Frühling. Damaris erwartet ihr zweites Baby im Juli. Ihre erste Tochter, die 15 Monate alt ist, wurde mit meiner Unterstützung, zu Hause geboren. Einige Monate nach der Geburt zog die kleine Familie 200 km von Freiburg weg, aber wir haben Verbindung gehalten und ich bin über die neue Schwangerschaft informiert. In der zwanzigsten Schwangerschaftswoche zeigt das Ultraschallbild, dass das Gehirn des Babys im Fruchtwasser schwimmt. Der Arzt informiert die Eltern, dass das Baby eine Anenzephalie hat (Die genaue Bezeichnung ist Acrania exencephale) und dass es seine Geburt nicht überleben wird. Er erklärt, dass die Schwangerschaft bis zum Geburtstermin andauern könnte, wenn kein Eingriff erfolgt. „Zum Glück", so klärt er die Eltern auf, um sie zu beruhigen, „ermöglicht die Früherkennung eine frühe medizinische Unterbrechung der Schwangerschaft und erspart der ganzen Familie einen längeren Stress."

Damaris und ihr Mann Ulrich sind Christen und lehnen eine Abtreibung ab. Es ist für sie klar, dass sie das Baby so lange behalten werden, wie es das Schicksal will. Freunde und Mitglieder ihrer Gemeinschaft begleiten sie und beten mit ihnen und für sie. Ein paar Wochen lang wagen sie sogar zu hoffen, dass das Baby gesund wird. Ich rufe Damaris regelmäßig an. Sie ist sehr gelassen. Sie sagt, dass sie gefragt haben, das Geschlecht des Kindes zu wissen, um einen persönlicheren Kontakt zu ihm zu haben. Als sie erfahren haben, dass es ein Mädchen ist, haben sie ihr den biblischen Namen Deborah gegeben. Deborah war eine bekannte und geschätzte Richterin und hatte prophetische Gaben von Gott erhalten. Damaris erzählt mir, dass sie viel geweint hat, als sie erfuhr, dass ihr Baby eine Missbildung hatte, dass aber der Schock schnell vorbei war. Nach einer Woche hatte sie die Freude wiedererlangt, ihr Liebes Baby zu tragen. Sie hat verstanden, dass Deborah ihre Geburt nicht überleben wird; so hofft sie, dass die Schwangerschaft bis zu ihrem natürlichen Ende dauern wird. Sie versucht, das Beste aus dieser Situation zu machen. Weil die Tage von Deborah gezählt sind, nimmt sie sich viel Zeit mit ihr. Sie spürt Tag für Tag wie es ihrem Baby in ihrem warmen, mit Fruchtwasser gefüllten Bad gut geht, und sie genießt es, wenn sich dieser kleine Körper bewegt und in ihr wächst. Sie singt Lieder für sie, sie spielt Gitarre, sie hört schöne Musik. Lydia, die 18 Monate alte „große Schwester" und ihr Mann sprechen auch gerne mit Deborah und spielen mit ihr durch die Bauchwand.

Wie bei ihrer ältesten Tochter möchte Damaris die Geburt zuhause erleben. Leider gibt es in der Region, in der sie lebt, kaum Hausgeburts-Hebammen, und das Geburtsdatum fällt in die Sommerferien, was die Suche noch erschwert. Trotz umfangreicher Recherche findet sie niemanden, um sie zu begleiteten. Ein wenig enttäuscht entscheidet sie sich für eine Klinikgeburt in ihrer Nähe und verhandelt mit dem Personal, um eine natürliche Geburt zu sichern. Ein Wunder passiert im siebten Monat: Eine Hausgeburthebamme meldet sich überraschend bei ihr und ist bereit sie zu begleiten. So kann sie sich doch auf eine Hausgeburt vorbereiten. Wie bei Lydia beginnen die Wehen spontan, zehn Tage nach dem geplanten Geburtstermin. Damaris erzählt mir stolz von der Geburt: „Die Eröffnung und das Pressen liefen harmonisch und ich konnte im Wasser gebären, wie ich es mir gewünscht hatte. Nach der Geburt atmete Deborah spontan, worüber ich mich sehr freute, und ich legte sie an meine Brust. Sie war ein wunderschönes Baby mit einem Gewicht von 2450 Gramm. Voller Feingefühl wickelte die Hebamme den geschwollenen Teil des Kopfes in ein schönes Handtuch, sodass es aussah, als ob Deborah einen großen Turban auf dem Kopf hätte. Sie hatte ein hübsches Gesicht, und der Rest des Körpers hatte sich gut entwickelt. Zur Überraschung aller ging es ihr gut. Sie war rosa und atmete friedlich. Zwölf Stunden später war sie immer noch am Leben - da bat ich, dass man

Lydia abhole, die von einer Nachbarin betreut wurde. Warum sollte die große Schwester ihr geliebtes Schwesterchen nicht kennenlernen? Eine halbe Stunde später kam sie hereinspaziert! Sie war glücklich, ihre kleine Schwester zu sehen und gab ihr zur Begrüßung einen dicken Kuss auf die Stirn. Zwei Minuten später hörte Deborahs Herz auf zu schlagen: Sie hatte auf den Kuss ihrer großen Schwester gewartet, um einschlafen zu können."

8. Léilou

Seit sie ein Paar sind, träumen Suzanne und Alain davon, drei oder vier Kinder zu haben. Die beiden älteren Jungen sind viereinhalb Jahre und 16 Monate alt, als Suzanne wieder schwanger wird. Sie erzählt selber die Geschichte von Léilou, ihrem dritten Kind, das viereinhalb Monate im Mutterleib lebte.

„Brief an Léilou, den kleinen Engel in meinem Bauch.

Ich habe sehr bald das Gefühl, dass ich schwanger bin und wache eines Nachts mit Übelkeit auf. Die Schwangerschaft wird bestätigt, und ich spreche bald mit meinen Eltern darüber, die sich freuen. Wie schon bei den beiden älteren Kindern möchte ich keine Ultraschalluntersuchung machen lassen. So spät wie möglich, in der elften Schwangerschaftswoche, vereinbare ich einen Termin mit meinem Hausarzt, um die obligatorische Schwangerschaftserklärung meiner Kasse und dem Arbeitsgeber abzugeben. Dieser Arzt einer anderen Generation macht selbst keine Schwangerschafts-Ultraschall-Untersuchungen, und für die beiden anderen Kinder hat er mich nicht dazu gedrängt. Diesmal sieht es allerdings anders aus. Da ihm mein Bauch zu groß erscheint, denkt er, dass entweder die Schwangerschaft 15 Tage früher als meine Berechnungen begonnen haben muss oder dass es sich um eine Zwillingsschwangerschaft handelt. Er verschreibt eine Ultraschalluntersuchung. Ich lasse mich relativ leicht überreden und vereinbare einen Termin mit einer Hebamme im Krankenhaus. Wenn wirklich zwei Babys in meinem Bauch sind, wäre es doch schön, es zu wissen.

Ist es ein Zufall? Am Tag vor dem Ultraschalltermin besucht uns überraschend unsere Hebamme, die unsere ersten beiden Kinder zuhause betreut hat. Sie kommt als Freundin. Sie ist gerade im Urlaub und hat uns am Telefon deutlich gesagt, dass sie nicht kommt, um über die Schwangerschaft zu sprechen. Am Ende des Abends erzähle ich dann doch, dass ich am nächsten Tag einen Ultraschall haben werde. Zu unserer Überraschung warnt sie uns davor, dass ein Ultraschall zwischen der 11. und 13. Woche zwangsläufig nach Anzeichen von Anomalien suchen wird. Sie weist auf die Unsicherheiten hin, die diese Diagnose für uns mit sich bringen könnte. Im Falle einer unklaren Diagnose wird man uns Eltern raten, weitere Untersuchungen machen zu lassen, was uns vielleicht unter Stress bringen wird. Diese Warnung berührt mich allerdings nicht; ich fühle mich sehr ruhig und ich weiß, dass es meinem Baby gut geht.

Am nächsten Tag fahren wir zum Ultraschall. Ich rufe meine helfenden Engel um Hilfe, denn ich habe eine große Ablehnung von Krankenhäusern. Eine junge Hebamme begrüßt uns fünf. Auf dem Bildschirm sehe ich sofort das Baby: Es gibt nur eins. Die Hebamme spricht wenig, und ihr Schweigen beunruhigt mich. Als sie mich nach meinem Alter fragt, wird mir klar, dass es ein Problem gibt. Ich bemerke selbst eine Art Schleier um den Kopf des Babys. Die Hebamme sagt: „Madame, die Nackenfalte Ihres Kindes ist verdickt, was auf eine Anomalie hinweisen kann." Ich hole einen Gynäkologen, um eine zweite Meinung zu haben. Als er kommt, bittet er Alain, mit den Kindern hinauszugehen. Er bestätigt die ungewöhnlich dicke Nackenfalte und schlägt vor, einen Termin in einem Spezialzentrum zu vereinbaren, um eine Karyotyp-Analyse[4] durchführen zu lassen. Ich

4 Bestimmung des Chromosomensatzes

gehe zu Alain ins Wartezimmer. Dort hat er in der Zwischenzeit eine Hebammenfreundin getroffen, die mit ihm wartet. Ich fange an zu weinen: Die von mir befürchtete Trisomie 21 oder das Down-Syndrom 18 ist für mich wie ein Albtraum. In diesem Fall wäre der Fötus nicht lebensfähig. Wir gehen zum Sekretariat, um den Termin im Fachzentrum zu organisieren.

Ein Zufall folgt dem nächsten.

Nach Ninos Geburt, (Nino ist das zweite Kind) war das Thema Down-Syndrom 21 bereits in meinem Kopf, weil ich zwei Frauen kannte, deren drittes Kind dieses Syndrom hatte. Ich muss zugeben, dass das Thema Trisomie für mich ein Horror war, bis ich eines Tages in einem Freizeitpark eine Frau getroffen habe, die mich sehr beeindruckt hat. Sie hatte neun Kinder, darunter drei adoptierte Kinder mit Behinderungen. Sie sprach auf eine wunderbar offene Art über ihre Probleme und ihr Leben mit den Kindern. Sie sagte mir wie schrecklich es sei, dass Kinder mit Down-Syndrom immer öfter vor der Geburt erkannt und eliminiert würden. Den wenigen, die überlebten, würden immer weniger soziale Akzeptanz und notwendige Infrastruktur zuteil. Die Adoption eines Kindes mit Down-Syndrom sei viel einfacher als die Aufnahme eines „normalen“ Kindes, weil niemand diese Kinder will. Sie hatte mich über die mit der Trisomie verbundenen Atemwegsprobleme und die daraus resultierenden Krankheiten informiert. Das stellte ihrer Meinung nach das größte Problem für diese Kinder dar. Seit diesem Treffen war das Gespenst des Down-Syndroms für mich verschwunden; ich hatte keine Angst mehr und war bereit, zuversichtlich eine dritte Schwangerschaft anzugehen.

Noch ein Zufall: Zu Beginn meiner Schwangerschaft sah ich im Fernsehen einen Film über die 4. Schwangerschaft von Katya, einer deutschen Hebamme und Journalistin, die ein Kind erwartete, das nicht lebensfähig war. Ihre Freundin und Filmemacherin hatte sie während ihrer Schwangerschaft gefilmt, vom Tag der Diagnose bis zur Geburt des Kindes. Sie sprach über ihre Fragen, Zweifel und Befürchtungen. Sie hatte sich entschieden, das Kind weiter auszutragen und ihre Gefühle ihren älteren Kindern mitgeteilt. Die Geburt hatte zuhause in aller Ruhe stattgefunden, und das Kind war einige Stunden nach der Geburt gestorben. Ich musste viel weinen, während ich diesen großartigen Film sah - eine Hymne auf die Achtung vor dem Leben und die Akzeptanz der Unterschiede trotz aller Widerstände. Ihre Entscheidung war für mich die einzig richtige Wahl: das Kind bis zum letzten Atemzug zu begleiten. Jetzt waren wir in dieser Situation! Unser Kind, dieses kleine Wesen, das ich auf dem Bildschirm zappeln sah, war nicht gesund. Es hatte ein ernsthaftes Handicap, das alle unsere Ideale in Frage stellte. In unserer großen Traurigkeit und mit vielen Tränen entsteht für uns eine Gewissheit: Wir haben nicht das Recht, über das Leben und Tod unseres Kindes zu bestimmen.

Ich spreche offen über die Situation mit meiner Familie, mit unseren Eltern, Geschwistern, Freunden, Mitarbeitern. Momentan hat unser Baby die Symptome einer Trisomie; eine genaue Diagnose haben wir nicht, wir wissen auch nicht, ob das Baby lebensfähig ist oder nicht. In drei Wochen werden wir mehr wissen.

Die Menschen um uns herum unterstützen uns.

Gegen alle Erwartungen fühlen wir uns in unserer Entscheidung respektiert, auch in unserer Notlage. Ist es meine Offenheit oder meine innere Entschlossenheit? Ist es dieses Baby, das mir bereits Selbstvertrauen und Kraft gibt? Die Reaktionen sind oft überraschend schön:

- „Wie schwer muss es sein!" sagte Papa...Und ich hatte Angst um seine Reaktion, weil ich dachte, dass eine Behinderung für ihn inakzeptabel sei."
- „Die Entscheidung liegt bei dir - und nur bei dir!" sagte meine Schwester. Danke, große Schwester!

„Was auch immer du wählst, es wird die richtige Wahl sein." sagte meine Mutter, auch wenn sie selber nie an eine Abtreibung gedacht hätte.

Und dann dieser Schwager, sonst sehr zurückhaltend, der mich anruft, um zu fragen, wie es mir geht; das ist herzerwärmend und tut gut.

Was unsere beiden Ältesten, Noé 4,5 Jahre alt und Nino, eineinhalb Jahre alt, betrifft, so erklären wir ihnen die Fakten und den Grund für meine Tränen.

Hoffen auf ein Wunder

Das Leben geht weiter und Noé und Nino halten uns in Bewegung. Wir gehen wie geplant, mit einem Maultier eine Woche lang wandern. Ich spreche viel mit meinem Baby und „verhandle" mit ihm: „Entweder du bist normal, und jede Anomalie verschwindet auf dem Ultraschall (darum bete ich am meisten), oder du hast eine Behinderung, die mit dem Leben auf dieser Erde unvereinbar ist." Schlechtes Gewissen hin oder her, ich fühle mich nicht fähig, mit einem behinderten Kind zu leben.

Zurück von der Wanderung gehe ich ins Krankenhaus. Ich muss lange warten bis ich von einer Frauenärztin empfangen werde. Sie spricht sehr freundlich von meinem „Baby" (und nicht von meinem „Fötus"!). Ich habe Glück, diese Frau zu treffen, die ich übrigens bereits kenne, da ich vor etwa zehn Jahren mit ihr an einem Seminar zur persönlichen Entwicklung teilgenommen habe. Sie hatte mich damals schon wegen ihrer Leidenschaft für ihren Job beeindruckt.

Ein Ödem ist immer noch vorhanden. Wir sehen auch einen Bruch an der Nabelschnur. Die Frauenärztin nimmt sich die Zeit, zu erklären, dass es sich um eine Trisomie 21 oder 18 handeln kann und dass die Punktion die endgültige Diagnose liefern wird. Wir stimmen eine Fruchtwasseruntersuchung zu.

Ein weiterer schwieriger Tag. Ich muss akzeptieren, dass mein Gebet nicht erhört wurde: Das Baby hat eine Anomalie. Neue

Diskussion in unserer Beziehung. Alain ist viel bereitwilliger als ich, ein Kind mit Down-Syndrom großzuziehen. Die Kinder werden über die Situation informiert. „Es ist nicht schlimm, wenn das Baby stirbt“, sagte Noé, „wir haben Nino!“ Oh, wie sehr dieser Satz in meinen Herzen nachwirkt! Drei Tage später haben wir die Ergebnisse des Karyotyps: Eine Nachricht der Frauenärztin auf dem Anrufbeantworter, spät abends, bittet mich, sie zurückzurufen, was ich am nächsten Morgen zitternd tue: „Trisomie 18“ Puh! ich bin wirklich erleichtert, das gebe ich zu. Es hat eine Behinderung, aber es ist nicht lebensfähig. Wir bestätigen unsere Entscheidung, das Baby zu behalten und bis zum Ende zu begleiten. Mit anderen Worten, wir lehnen jeden Eingriff ab. „Sie wirken stark und entschlossen“, antwortete die Ärztin, „aber Sie müssen wissen, dass Sie schwierigen Zeiten entgegengehen.“

Am nächsten Tag habe ich einen Termin bei meiner Hebamme für eine Visualisierungssitzung: Das ist die erste intime Begegnung mit meinem Baby. Dabei wird mir klar, dass mein Baby geboren werden wird und dann gleich sterben wird und dass das das Schwierigste für mich sein wird. Oh nein! Ich will ihm nicht das Leben schenken, um es dann so schnell gehen zu sehen!

Noch ein freundlicher Zufall: Eine Freundin unserer Hebamme ist gerade zu Besuch bei ihr mit ihrem Mann. Die junge Frau ist selbst Hebamme und schwanger, im selben Monat wie ich. Sie erzählen, dass sie gerade ihre Schwägerin begleitet haben, die ein Kind mit einem Gehirnproblem geboren hat. Das Baby wurde im Wasser geboren und lebte einige Stunden lang. „Es war wunderschön“, sagen sie. Sie machen mir Mut für mein eigenes Schicksal.

Wir gehen ein paar Tage lang wieder wandern. Ich erzähle den Leuten, die wir treffen, nichts von meiner Schwangerschaft. Wir sprechen jedoch weiterhin offen mit unserer Familie darüber.

Die Insel der Begegnungen
Dank der Visualisierungsarbeit komme ich oft mit diesem Baby in Kontakt. Jetzt weiß ich, dass es ein Mädchen ist. Auch wenn ich mir nicht ganz sicher war, hatte ich es geahnt. Léilou und ich befinden uns beide auf einer Insel. Sie ist hübsch mit ihrem dichten blonden Haar, das ich so gerne kämmen würde. Ich muss weinen, aber ich spüre gleichzeitig Dankbarkeit ihr gegenüber.

Ich recherchiere intensiv im Internet zum Down-Syndrom 18. Dort steht: „Viermal so viele Mädchen wie Jungen sind Träger. Keine Erbkrankheit, starke körperliche und geistige Anomalien, 50% Chance bzw. Risiko, dass der Fötus vor dem Ende des zweiten Trimesters der Schwangerschaft stirbt. 50% sterben in den ersten Stunden ihres Lebens, 10% leben einige Wochen oder Monate, und einige wenige haben eine Lebensdauer von 10-12 Jahren. Sie alle haben große Atembeschwerden mit starken Apnoen.[5]"

Langsam kommt der Sommer und ich gewöhne mich an die Vorstellung, dass meine Tochter bis zur Geburt am Leben bleiben könnte. Trotzdem gerate ich in Panik, wenn ich mir vorstelle, dass ich mit meinem großen Bauch die Weihnachtsfeiertage verbringe, den alle sehen werden. Der Gedanke, dass meine Tochter, mein erstes kleines Mädchen, nach ihrer Geburt sehr bald sterben könnte, tut mir sehr weh. Und da ich zuhause gebären will, habe ich viele Fragen über die Versorgung nach der Geburt. Eine Intensivbetreuung zuhause gibt es nicht. Was ich weiß, ist, dass ich ihr Sterben nicht bekämpfen will. Natürlich stellt sich die Frage: Wie sollen wir ihr helfen, wenn sie leidet? Aber ich sage mir, dass, wenn ein „normales" Kind geboren wird, es in seinem Leben auch leidet. Aber da wüssten wir nicht, was es erwartet, während wir in unserem Fall mehr oder weniger das Ende der Geschichte kennen. Meine Verwandten in-

5 Sauerstoffmangelzustand

formieren mich, dass die Nichthilfe für das Baby medizinisch/juristisch als unterlassene Hilfeleistung interpretiert werden kann. Im Krankenhaus, in dem ich mich informiere, wird mir vom Spezialisten versichert, dass es keinen Reanimationsmanagement geben wird. Wie kompliziert ist das alles!

Ankündigung der Trennung

Bevor ich Mitte August wieder in den Urlaub fahre, teile ich Alain meinen Zweifel mit: Als ich Léilou das letzte Mal visualisiert habe, sah ich zum ersten Mal, wie sie die Insel vor mir verließ - ist sie vielleicht tot?

Diesmal verbringen wir unsere Ferien mit Freunden. Mein Bauch ist nicht sehr groß, sondern eher klein, wenn ich ihn mit den ersten beiden Schwangerschaften vergleiche. Ich habe nur sehr wenig zugenommen. Als ich aus dem Urlaub zurückkomme, gehe ich zu einem Gynäkologen im Krankenhaus, um mehr Informationen über eine Hausgeburt zu bekommen. Ich möchte unter anderem wissen, wie die Sterbemeldung erstellt wird und welche Pflege ein totes Baby braucht.

Der Arzt fragt mich, ob ich das Baby spüren kann. Ich bin in der 20. Schwangerschaftswoche und die Realität ist, dass ich noch keine Bewegung gespürt habe. Es ist sehr wahrscheinlich, dass meine Tochter nicht mehr lebt. Im Ultraschallbild liegt sie da, zusammengekauert am Boden meines Bauches, leblos. Meine Tränen fließen – denn, so seltsam es auch erscheinen mag, ich hatte mich an die Idee gewöhnt, mit ihr einen längeren Weg zu gehen, und jetzt bin ich traurig und enttäuscht über diesen vorzeitigen Abschied.

Der Arzt bietet mir eine medikamentöse Einleitung der Geburt an, die ich ablehne. Ich will auch keine Ausschabung. Ich möchte warten, bis der kleine Körper von selbst geht. Ich schaue mir die Webseiten an, um Informationen zu diesem Thema zu holen. Nach den Berichten, die ich lese, scheint es für Mütter moralisch sehr schwierig zu sein, ein totes Kind zu gebären.

Glücklicherweise finde ich auch die Website einer Mutter, die ihre Fehlgeburt zuhause erlebt hat, und ich bekomme wieder Mut. Ich gehe zur Arbeit und versuche, so gut ich kann, zu funktionieren. Zwei Tage halte ich diesen Zustand aus, dann gehe ich zu meinem Hausarzt und lasse mich krankschreiben.

Die Geburt von Léilou
Es fällt mir leicht, auf den spontanen Beginn der Mini-Geburt zu warten. Ich glaube, dass die Natur die Dinge gut macht, und ich bin überzeugt, dass die Geburt losgehen wird, wenn unsere beiden Körper bereit sind. Für Alain ist das Warten sehr anstrengend, und unsere Eltern sind auch überrascht, dass ich ein verstorbenes Kind so lange ohne Folgen für meine Gesundheit in mir behalten kann. (Es besteht die weitverbreitete Meinung, dass es eine Gefahr für die Mutter bedeutet, wenn sie ein totes Kind zu lange trägt.) Der Frauenarzt weiß jedoch: Ich gehe kein Risiko ein! Als Vorsichtsmaßnahme muss ich nur einen regelmäßigen Bluttest machen, um die Blutgerinnung zu überprüfen. Der Sommer geht zu ende, und das neue Schuljahr steht für Noé kurz bevor. Seit ich von Léilous Tod erfahren habe, blute ich jeden Tag ein wenig. Bald traue mich nicht mehr, von zuhause wegzugehen, aus Angst, dass die Geburt losgeht. Ein Wochenende vergeht, dann ein zweites. Alain ist unruhig wie ein Löwe im Käfig. Er bereitet das Auto mindestens zweimal auf den möglichen Transport in ein Krankenhaus vor, dann, da nichts geschieht, baut er die Kindersitze wieder ein! Meine Mama ist zu Noés erstem Schultag gekommen und wird mich bei dieser neuen Herausforderung begleiten. Meine Hebamme, die von Anfang an sehr präsent war, besucht mich. Alain ist beim Gespräch dabei. Aus Rücksicht auf ihm akzeptiere ich die Idee, ein wenig Prostaglandin zu nehmen, um die Wehen in Gang zu setzen. Ich habe oft gelesen, dass Kontraktionen mit Prostaglandin viel schmerzhafter und intensiver sein können als die Natürlichen. Also bin ich neugierig, was mich erwartet.

An diesem Tag treffe ich für mich die Entscheidung, die Geburt allein zu erleben. Es ist ein tiefer Wunsch; ich weiß, dass ich die Hebamme nicht anrufen werde!

Allein gebären

An diesem Dienstag ist das Wetter sehr schön und wir verbringen den Abend draußen. Gegen 22.30 Uhr schlucke ich eine Prostaglandin-Tablette, dann legen wir uns alle schlafen.

Gegen Mitternacht wecken mich die ersten Wehen. Ich gehe die Treppe so leise wie möglich hinunter und mache es mir mit einer Plastikschüssel und einigen Handtüchern im Wohnzimmer bequem. Auf dem Rücken liegend, entspannt, lese ich eine Studie über Hausgeburten, die von einer Hebammenstudentin aus Straßburg geschrieben wurde! Ich atme bei jeder Kontraktion laut aus; dabei halte ich mich am Heizkörper fest und hocke auf der Schüssel. Ich atme laut und folge dem Rat einer Freundin, die eine ausgebildete Psychophonistin ist: Ich visualisiere einen Vulkan der Liebe, der durch meine Vagina herauskommen will, und ich bitte Léilou, mir bei diesem Loslassen zu helfen. Sie ist die Liebe in mir, die mir hilft. Alles läuft reibungslos. Es fühlt sich so gut an, allein zu sein; niemanden zu haben, auf den ich Rücksicht nehmen muss oder bei dem ich jede Geste rechtfertigen muss. Ich kann mich gehen lassen, wie es mir passt. Das Fruchtwasser fließt heraus, dann kommen zwei große Gerinnsel. Ich fühle eine große Kraft in mir.

Ein Wink eines Engels

Noé, der aufgewacht ist, sucht nach mir. Er erzählt mir unter Tränen, dass er einen Alptraum hatte, den er mir aber nicht erzählen will. Obwohl ich noch auf meiner Schüssel sitze, kann ich ihm meine volle Aufmerksamkeit schenken. Auf einmal sagt er: „Mama, ich will nicht, dass die kleine Schwester stirbt!" Diese Offenbarung von Noé, während die kleine Schwester Léilou gerade geboren wird, ist verblüffend für mich. Ich antworte ihm leise: „Noé, deine kleine Schwester ist schon gestorben, und sie wird bald herauskommen; sie muss dir in deinem Traum zugewinkt haben. Das ist wunderbar!" Er kann meine Begeisterung aber nicht teilen. Da rufe ich Alain zu Hilfe, weil ich nicht alles gleichzeitig tun kann. Alain kommt herunter, entdeckt, dass ich mitten bei der Geburt bin und beschließt, die Hebamme Gisèle anzurufen. Sie ist sofort am Telefon, und Alain gibt mir den Hörer. Ich beschreibe ihr die Situation. Als sie fragt, wie weit die Geburt schon ist, schaue ich in die Schüssel und entdecke zu meinem Erstaunen, dass das Baby und die Plazenta schon darin liegen. Es ist so klein! Léilous Entwicklung hörte schon in der 16. Schwangerschaftswoche auf. Sie ist nicht grösser als 8 cm vom Kopf bis zum Steißbein. Ich erzähle Alain und Gisèle vom Erlebnis mit Noé. Da beginnt dieser schrecklich zu weinen: Das ist das erste Mal, dass ich ihn um seine kleine Schwester weinen sehe. Wir rufen Mama an, die noch oben schläft. Der Raum, in dem wir uns aufhalten, ist nur vom weichen Licht einer Salzlampe beleuchtet. Léilou sieht im großen Becken sehr klein aus. Sie liegt auf der Seite, eingerollt, sehr friedlich, sehr schön. Ich werde sie mir nicht weiter ansehen, wickle sie mit ihrer Plazenta in eine Windel und einen weißen Seidenschal und stelle sie in den Kühlschrank, so, wie wir es bei den ersten beiden Plazentas gemacht haben. Und alle gehen zurück ins Bett!

Am nächsten Morgen geht Noé nicht zur Schule. Das Leben geht weiter, wie vorher, aber doch anders. Ich fühle mich gut und stark, voller positiver Gedanken. Léilou ist ein echter kleiner Engel, der am 7. September, am Tag der heiligen Königin, in den Himmel zurückgekehrt ist.... Ich habe mit ihr in den vier Monaten der Schwangerschaft mehr gelernt, als in den neun Monaten der beiden vorangegangenen Schwangerschaften. Danke, mein Schätzchen! Danke Alain, dass du diesen Vornamen, den wir so sehr lieben und seit vielen Jahren für unsere erste Tochter reserviert hatten, vorgeschlagen und dann zugestimmt hast. Vielen Dank an alle um mich herum, die mich unterstützt und mir zugehört haben.

Ein paar Wochen später gehen wir mit den Kindern in die Berge, um Léilou der Erde zurückzugeben. Wir begraben sie mit ihrer Plazenta in der Nähe meines Lieblingssees, eingehüllt in den weißen Seidenschal, den ich in den letzten Monaten getragen hatte. Ein neuer Abschied.

Das Leben geht weiter, scheinbar immer gleich und doch immer anders. Für meine nächste Schwangerschaft habe ich bei Alain Zwillinge bestellt, da wird die Zeugung etwas länger dauern...

Suzanne schreibt den Brief ein Jahr nach dem „Abflug“ von Léilou. Das nächste Baby lässt noch drei Jahre lang auf sich warten. Keine Zwillinge. Sie kommt allein, die gesunde Emy. Mit ihr tritt ein Bündel voller Energie und guter Laune in das Haus: ein großes Glück für die ganze Familie!

9. Lotta

Geschichte von Kathi, Felix und Lotta

Sonntagabend, 22 Uhr. Nach einem stressigen Wochenende genieße ich die Ruhe des Abends, als ich einen Anruf von einer Kollegin erhalte, die mich um Hilfe für eine schwangere Frau namens Katharina bittet. Sie hat heute Nachmittag erfahren, dass ihr sieben Monate altes ungeborenes Baby gestorben ist. Die Schwester von Katharina, Simone, hat meine Kollegin M. gerade angerufen, um sie um Rat zu bitten. Weil diese nicht selber einspringen kann, denkt sie an mich. Mein Terminkalender ist in der folgenden Woche überraschenderweise nicht voll. Ich biete meine Hilfe an. Am selben Abend sendet M meine Kontaktdaten an Simone, die mich sofort anruft. Sie leitet mein Angebot an ihre Schwester weiter.

Die Situation
Katharina war die ganze Woche über bei der Arbeit sehr beschäftigt, weil sie sich um vieles kümmern musste, bevor sie für mindestens ein Jahr in den Mutterschafts- bzw. Elternurlaub ging. Sie hatte ihrem Baby wenig Aufmerksamkeit schenken können. Dass das Baby nicht sehr aktiv zu sein schien, führte sie auf ihren Stress zurück. Am Sonntag wurde Katharina klar, dass sie zwei Tage lang keine Bewegung ihres Babys gespürt hatte. Besorgt bat sie S., ihre Hebamme, um Rat. Diese kam sofort und versuchte, die Herzgeräusche des Kindes abzuhören. Da sie keine Herztätigkeit feststellen konnte, schickte sie Kathi umgehend zur Ultraschalluntersuchung in die Universitätsklinik. Angesichts der fehlenden Herzgeräusche bestätigte der Arzt die Diagnose „Intrauteriner Kindstod". Er schlug der jungen Mutter vor, auf der Entbindungsstation zu bleiben, um die Geburt sofort einleiten zu können. Unter dem Schockzustand konnte Kathi aber keine Entscheidung treffen. Die Vorstellung, ein totes Baby zur Welt zu bringen, machte ihr Angst. Das Angebot des Arztes, diesem Schrecken ein Ende zu machen, konnte sie gut nachvollziehen. Auf der anderen Seite wollte sie nachhause gehen, um die Möglichkeit zu haben, ungestört zu weinen und zu versuchen, ein wenig zu Ruhe zu kommen. Wegen ihres Zögerns hatte ihr der Arzt vorgeschlagen, eine Nacht zuhause zu verbringen und am nächsten Morgen um 8 Uhr wiederzukommen, um mit der Geburtseinleitung zu beginnen.

Ich bin überzeugt, dass es wichtig ist, einer Mutter in dieser Situation Zeit zu lassen, damit eine solche Geburt zu einem positiven Erlebnis für sie wird und damit sie sich vom Schock der Todesnachricht erholen kann, bevor man ihr Wehen stimulierende Hormone gibt. Also schlug ich dem Paar vor, dass sie - statt den frühen Termin in der Klinik wahrzunehmen - sich während meines Besuchs um 8.00 Uhr bei ihnen zuhause mit meiner Hilfe mental auf die Geburt vorzubereiten. So müsste Katharina ihre Aufnahme ins Krankenhaus nur um einige

Stunden verschieben. Nach Rücksprache mit ihrer Schwester teilten mir beide noch am Abend mit, dass sie mit meinem Angebot einverstanden seien und am nächsten Morgen auf mich warten würden, bevor sie in die Klinik gehen.

Montag

Das Paar ist gerade nach Buchenbach gezogen, einem Dorf im Schwarzwald. Auf der Suche nach der Straße stelle ich fest, dass sie im gleichen Haus wohnen wie eine Familie, die ich vor sechs Jahren bei der Geburt eines totgeborenen Babys begleitet habe, ebenfalls in der 33. Schwangerschaftswoche. Sie wohnen nicht nur im selben Haus, sondern sogar in derselben Wohnung! Ich hatte Patricia, die betroffene Mutter, auf die Geburt vorbereitet und sie bei der Geburt von Romeo im Krankenhaus betreut. Dieser Zufall verwirrt mich ein wenig! Zum Glück erinnere ich mich, dass Patricia, während sie in der gleichen Wohnung lebte, ein weiteres lebendes gesundes Kind zur Welt gebracht hat; Es beruhigt mich, dass in diesen Wänden scheinbar kein böser Geist steckt! Ich weiß, dass Patricia mit ihrer Familie innerhalb des Dorfes umgezogen ist. Da sie gerne über Romeos Geburt berichtet, beschließe ich, sie zu fragen, ob sie bereit ist, mit Katharina und Felix Kontakt aufzunehmen, um ihre Erfahrungen mit ihnen zu teilen. Das könnte ihnen Mut machen. Sie ist einverstanden und erlaubt mir, ihre Kontaktdaten an das Paar weiterzugeben. Auf jeden Fall wird sie keine Schwierigkeiten haben, deren Wohnung zu finden!

Diese erste Begegnung mit Katharina und Felix läuft gut. Sie scheinen sich über meinen Besuch zu freuen, und ein Vertrauensverhältnis ist schnell aufgebaut. Sie sind sehr traurig und weinen viel.

Katharina erzählt mir mit resignierter Stimme, dass sie überhaupt keine Lust hat, ins Krankenhaus zu gehen. Und sie fügt hinzu: „Am liebsten würde ich zuhause bleiben!" Dieser spontan geäußerte Wunsch kommt direkt aus ihrem Herzen und ich denke, sie ist selbst überrascht darüber. Woher kommt diese Idee? Die Idee einer Hausgeburt war bis jetzt noch nie aufgekommen; ihre Schwester hatte ihre drei Kinder im Krankenhaus entbunden, und sie weiß nicht, dass ich Hausgeburts-Hebamme bin. Ich nehme ihren Impuls ernst und sage ihr, dass ich bereit wäre, sie zu unterstützen, wenn sie es wirklich wünscht. Ich habe die Kompetenz, eine Hausgeburt durchzuführen, und ich hätte diese Woche Zeit. Sie nimmt das Angebot sofort an und wirkt erleichtert; stellt aber gleich eine Bedingung und sagt: „Ich möchte aber nicht lange warten!" Wir vereinbaren, mit der Einleitung am nächsten Abend zu beginnen.

Ihre Hochzeitskerze brennt. Da beide erst seit ein paar Monaten verheiratet sind, ist sie erst ein wenig heruntergebrannt.

Wie vereinbart beginnen wir mit der „Mentalen Vorbereitung auf die Geburt" unter Selbsthypnose. Katharina visualisiert eine einfache Geburt und eine einfache Pressphase. Das ermutigt sie, zuhause zu bleiben und gibt mir die Gewissheit, dass sie es ohne die Hilfe einer PDA schaffen wird, ihr Baby zu gebären.

Kathi und Felix verbringen den Montagnachmittag auf mehreren Friedhöfen. Sie besuchen die Kinderwiese auf dem Freiburger Friedhof und einen Waldfriedhof in den Bergen. Dabei erkennt Kathi, dass diese Halbanonymität nicht ihrem Bedürfnis entspricht. Sie sucht nach einem persönlichen Ort, an dem sie sich an ihr Baby erinnern kann.

Am selben Nachmittag treffen sie den befreundeten Priester, der sie auch getraut hat.

Am frühen Abend kommt Patricia, um über ihre Erfahrungen mit Romeos Geburt zu sprechen und ihre Fragen zu beantworten. Etwas später bekommen sie noch den Besuch ihrer Eltern und Geschwister. Was für ein voller Tag!

Dienstag

Am Dienstagnachmittag vereinbaren sie einen Termin mit „Horizonte", einem Bestattungsinstitut, um über die Beisetzung zu sprechen. Sie erhalten viele wertvolle Informationen und bringen einen kleinen Weidenkorb mit nachhause, den sie als Sarg ausgesucht haben.

Das Bestattungsinstitut versichert ihnen, dass sie Tag und Nacht einen Berater anrufen können, wann immer sie es brauchen. Sie reden über die Einäscherung. Dies scheint ihnen eine gute Lösung zu sein: Sie können die Asche zu Hause aufbewahren und später auf dem Friedhof beisetzen, auf dem auch die Großeltern begraben sind.

In der Zwischenzeit habe ich die Zusage von einer Kollegin bekommen, die bereit wäre, die Einleitung der Geburt durch Akupunktur zu stimulieren. Obwohl Chloé, die besagte Kollegin, mitten in einer Prüfung ist, besucht sie Kathi dreimal, um Nadeln zu setzen und nimmt sich Zeit, um ihr zuzuhören.

Ich organisiere auch die Nachsorgehebamme, was in der Gegend, so kurzfristig, sehr schwierig ist. Ich suche einen Ersatz für S., die Hebamme, die für das „Septemberbaby" geplant war, aber leider in einigen Tagen in Urlaub fahren wird. Zum Glück hält sich L., eine in der Nähe wohnende Kollegin bereit, diese Aufgabe zu übernehmen. Ich werde in den ersten beiden Tagen nach der Geburt die Hausbesuche machen und dann L. die Betreuung übergeben.

Dienstag am späten Nachmittag
Kathi zeigt mir die kleinen Babykleidchen, die ihre Schwester mitgebracht hat. Kathi und Felix bestehen darauf, dass man dem Baby diese Kleider als Zeichen der Familienzugehörigkeit anzieht. (Sie wurden bereits von ihrer Nichte getragen.) Ich weise vorsichtig darauf hin, dass diese Kleider mir ein wenig zu groß erscheinen; aber Kathi bleibt bei ihrem Vorhaben.

Kathi, die mich gestern Morgen anflehte, alles zu tun, um die Geburt zu forcieren, weil sie sich nicht stark genug fühlte, länger ein totes Kind in sich zu tragen, bittet mich nun um mein Einverständnis, etwas länger auf die Geburtseinleitung zu warten!

Heute - abgesehen vom Treffen mit „Horizonte“ - hat das Paar endlich Zeit gehabt, sich auszuruhen. Katharina schläft viel. Sie erzählt, dass sie in den letzten Wochen sehr müde war und dass sie sich sehr auf den Mutterschaftsurlaub gefreut habe, der diese Woche anfangen sollte. Sie möchte die freie Zeit nutzen, um zu schlafen und sich auszuruhen. Nun kommt sie endlich dazu!

Zum ersten Mal mache ich eine vaginale Untersuchung und merke, dass der Muttermund absolut nicht reif ist für eine bevorstehende Geburt.

Ich bin froh, dass Katharina intuitiv das Gefühl hat, dass sie mehr Zeit braucht. Ihr Körper signalisiert zumindest, dass das „Loslassen“, das jeder Geburt vorausgehen sollte, noch nicht begonnen hat. Ich stimme zu, dass sie die Einnahme von Prostaglandin verschiebt, bis sie sich bereit fühlt.

Ich bestehe jedoch darauf, dass sie den für den Abend geplanten Akupunkturtermin einhält, und ich rate ihr, morgen Abend vor dem Schlafengehen zwei Esslöffel Rizinusöl einzunehmen.

Ich hoffe, dass dank dieser Maßnahmen und einigen zusätzlichen Tagen ein Wunder geschieht und dass sich etwas in Richtung Geburt bewegt.

Mittwoch

Katharina fühlt sich gut. Sie genießt die Zeit sehr, die sie mit ihrem Baby verbringt. Ich nehme Kontakt zu ihrer Frauenärztin auf, die verständnisvoll ihre Hilfe anbietet. Sie stellt uns die notwendigen Formulare zur Verfügung, um die Plazenta nach der Geburt an die Pathologieabteilung zu schicken, während ich persönlich beim Krankenhaus vorbeifahre und den dafür vorgesehenen Behälter hole. Es geht darum, die Plazenta auf eine mögliche Todesursache hin zu untersuchen.

Chloé, meine Kollegin, kommt zu einer zweiten Akupunktur-Sitzung.

Am Abend spürt Kathi die ersten Wehen: Hurra!

Um Mitternacht nimmt sie zwei Esslöffel Rizinusöl ein.

Donnerstag
Um 11 Uhr und dann wieder um 16 Uhr nimmt sie eine Viertel Tablette Misoprostol (Prostaglandin) ein in der Hoffnung ihre eigene Hormonproduktion zu stimulieren. Der Bauch verhärtet sich weiterhin regelmäßig und schmerzfrei. Am Nachmittag hat sie eine dritte Akupunktur-Sitzung.

Als ich sie um 19 Uhr anrufe, erreiche ich sie bei ihren Eltern, mit denen sie gerade gemeinsam zu Abend isst. Die Wehen scheinen jetzt richtig begonnen zu haben.

Freitag
Katharina scheint für die Geburt bereit zu sein: Auf eigene Initiative nimmt sie um 9.30 Uhr eine halbe Prostaglandin-Tablette und um 14.30 Uhr eine weitere Hälfte ein und informiert mich darüber. Diese Nachricht löst bei mir eine große Erleichterung aus. Ich hatte ihr zwar spontan meine volle Zustimmung gegeben, aber nur, weil sie mir klar zu verstehen gegeben hatte, auf keinen Fall länger als ein paar Tage auf die Einleitung der Geburt zu warten.

Es war ein Zufall, dass ich in jener Woche, u.a. wegen Absagen von Klientinnen, relativ wenige Termine hatte. In der nächsten Woche sah das ganz anders aus! Ich habe bis zu dem Zeitpunkt versucht, mir nicht zu viele Gedanken darüber zu machen, was es für mich bedeuten würde, wenn sie diese Woche nicht entbinden würde. Ich steckte im Dilemma zwischen dem Wunsch, ihr Zeit zu lassen und ihren Rhythmus zu respektieren - und dem Druck meines Terminkalenders.

Am Abend besuche ich sie gegen 18 Uhr. Ich merke, dass die Geburt im Gange ist: Ihr Beckenboden und der Muttermund sind weich und elastisch geworden. Mit meinem Finger spüre ich, dass ein Teil des Babys begonnen hat, ins große Becken zu rutschen.

Katharina erzählt mir später, dass ihre Eltern gegen 19 Uhr vorbeigekommen sind. Während dieses Besuchs hatte sie plötzlich keine Wehen mehr, was Unsicherheit bei ihr gelöst hatte. Glücklicherweise hatte die Wehentätigkeit wieder angefangen, sobald die Eltern gegangen waren.

Nachts setzen sich die Kontraktionen fort, regelmäßig und stark. Katharina kann nicht schlafen, sie ruht sich aber zwischen den Wehen aus, die sie als erträglich empfindet. Um 6.00 Uhr werden die Schmerzen unerträglich. Um 6.20 Uhr ruft mich Félix an. Er sagt mir, dass Katharina zwei Schmerztabletten eingenommen habe und „Zuflucht" in der Badewanne gefunden hätte. Als ich um 7.00 Uhr eintreffe, ist sie immer noch in der kleinen Badewanne, auf allen Vieren. Die Kontraktionen sind so stark, dass sie sie nicht mehr ertragen kann. Sie hat Angst, dass sie es nicht schafft. Der Muttermund ist vollständig offen - diese gute Nachricht gibt ihr Mut! Félix bereitet schnell das große aufblasbare Geburtsbecken vor. Gegen 07.25 Uhr kann Katharina ins warme Wasser gleiten. In vier-Füßler-Stand, eine Hand auf ihrem Damm, begleitet sie das Pressen. Sie kann spüren, wie das Baby tiefer rutscht. Der kleine Po kommt zuerst heraus und ist noch in die Eihäute eingewickelt. Noch einmal pressen, und Katharina sagt: „Es ist da!" Ein winziges kleines Baby, das um sich selbst eingerollt ist, landet sanft auf den Boden des Pools. Erleichtert, stolz, erschöpft wie ein müdes Kind, das am Esstisch einschläft, bevor der Nachtisch kommt, setzt sich Katharina auf die Fersen und lässt ihren Kopf auf die gekreuzten Unterarme fallen, die auf dem dicken Rand des aufblasbaren Beckens ruhen. Felix legt Musik von Bach auf und zündet eine Kerze an. Katharina bleibt weiter in ihrer Position und bewegt sich nicht, während das Baby noch im Wasser liegt, eingebettet zwischen ihren Knien und dem Wannenrand. Ich denke, dass sie Zeit braucht, um zu „landen" und bin entschlossen zu warten, bis sie selbst die Initiative ergreift, ihr Baby zu entdecken, sobald sie dazu bereit ist. Die Zeit scheint stehen geblieben zu sein. Ich schaue auf die Uhr: Eine Viertelstunde ist seit der Geburt vergangen, die mir wie eine Ewigkeit erscheint und es passiert nichts. Ich frage mich, was in ihrem Kopf vorgeht: „Hat sie Angst? Wird sie irgendwann von selbst einen Schritt auf ihr Baby zumachen - oder muss ich ihr aus ihrer Erstarrung heraushelfen?“ Das Baby ist seit 9 Tagen tot, und sein kleiner Körper wird nicht lange unversehrt bleiben. Ich denke, dass es in meiner Verantwortung liegt, den Eltern zu helfen, dieses Baby aufzunehmen und das Beste aus seinen kurzen und intensiven ersten Momenten zu machen. Ich warte noch fünf Minuten und bitte Félix, der zu meiner Verwunderung bisher keine Anzeichen von Ungeduld gezeigt hat, um Hilfe: „Sag Katharina, dass du das Baby sehen möchtest!“ Er aber antwortet ganz ruhig: „Ich habe sieben Monate gewartet, da kann ich noch ein paar Minuten warten!“ Was für ein schöner Satz! Auch wenn es nicht die Worte waren, auf die ich gehofft hatte, so haben sie doch die Stille durchbrochen und Katharina geholfen, zu sich zu kommen.

Sie richtet sich langsam auf, und beide lernen allmählich ihr noch untergetauchtes Baby kennen.

Das Baby liegt ganz klein da, wie eine eingerollte Katze, und sie nehmen es ein wenig unbeholfen hoch. Katharina streichelt die kleinen Arme, dann entdeckt sie, dass es ein kleines Mädchen ist. Sie lächelt vor Freude. Die Stimmung wird entspannter. Kathi hält das Baby sanft in ihren Händen, direkt unter der Wasseroberfläche. Sie setzt sich hin und lehnt sich an den Badewannenrand. Ich mache viele Fotos und sage den Eltern, dass ich ihre Tochter süß finde. Ich sage auch: „Oh, sie hat Haare!“ Katharina entdeckt die winzigen Fußzehen. Felix holt seinen Fotoapparat und macht das schönste Bild von Lotta, geborgen in den Händen ihrer Mutter. Dieses Foto wird später seinen ständigen Platz auf ihrem Computerbildschirm haben. Ich helfe noch ein wenig bei der Geburt der Plazenta und lasse sie neben Lotta schwimmen.

Kathi bleibt mit Lotta zwei Stunden lang im Wasser. Kurz bevor sie aus dem Geburtspool herauskommt, schneidet Felix die

Nabelschnur durch. Ich lege die kleine Prinzessin vorsichtig in meine Babyhängematten-Waage aus Stoff, die anzeigt, dass sie 1140 Gramm wiegt. Dann lege ich den kleinen Körper in eine schöne Schale mit warmem Salzwasser. Es sieht so aus, als ob sie schläft, immer noch in der Position, die sie in der Gebärmutter hatte.

Eine halbe Stunde später ziehe ich mich zurück, damit Kathi und Felix ihr Baby allein genießen können. Wir haben vereinbart, dass ich in zwei Stunden, gegen 13.00 Uhr wiederkomme, um Lotta aus dem Wasser zu holen und sie anzuziehen. Sie sieht ungewöhnlich süß aus, so dass es gut wäre, wenn die Großeltern sie in ihrem Schutzbad begrüßen könnten, bevor ich sie aus dem Wasser heraushole. (Im Kontakt mit der Luft könnte sich das ändern...)

Als ich zurückkomme, ist im Haus alles ruhig. Felix und Katharina haben die Zeit genutzt, ihre Eltern über die Geburt zu informieren, aber sie baten sie, erst nach 17 Uhr zu kommen, um sich vorher auszuruhen und zu schlafen.

Lotta liegt noch in ihrer Wasserschale, zwischen einem Rosenstrauß und der Hochzeitskerze und neben einer Marien-Ikone. Sie erklären mir, dass ihr Priesterfreund ihnen einmal gesagt hat: „Maria kennt die Leiden einer Mutter, die ihr totes Kind in den Armen hält." Also beten sie zu Maria, dass sie ihnen die Kraft gibt, diese Prüfung zu bestehen.

Als Kleidung für Lotta wählt Kathi die Babyausstattung, die sie selbst trug, als sie noch ein Baby war; darauf besteht sie. Die Kleider sind viel zu groß, und Lottas kleiner Körper ändert sich von Minute zu Minute, was das Anziehen extrem schwierig macht. Bei dieser besonderen Aufgabe läuft mir der Schweiß herunter. Kathi scheint zum Glück mit dem Ergebnis ganz zufrieden zu sein: Puh! Kathi möchte nun Lotta in ihre Wiege legen, was für mich eine neue Herausforderung bedeutet: Wie lege ich diesen kleinen zerbrechlichen runden Körper auf eine so flache Matratze, die mir überproportional groß erscheint? Der kleine

Körper ähnelt einer Zuckerpuppe, die am Schmelzen ist, und der Kopf braucht dringend Schutz. Ich „boxe“ ein Federkissen mit meiner Faust, bis es die Form eines Nests annimmt, bette Lottas Körper in dieses Nest und stelle sicher, dass der Kopf gestützt wird. Zweites „Uff!“ So geschützt in ihrer weichen Schale kann ich Lotta beruhigt in die Arme ihrer erfreuten Mutter geben, die selber entscheiden kann, wann sie sie in ihrem Bettchen ablegen möchte.

Am nächsten Tag erfahre ich, dass Kathi und Felix am Nachmittag gemütlich geschlafen haben, bis ihre Eltern, Brüder und Schwestern, Neffen und Nichten kamen. Die Reaktion der Kinder war sehr rührend: Die beiden fünf- und siebenjährigen Mädchen brachten jeweils ein Stofftier als Geschenk für das Baby mit und legten es in ihr Bettchen. Sie freuten sich zu erfahren, dass das Baby ein Mädchen ist, ihre Cousine! Der dreijährige Bruder, wohl traurig, kein Geschenk mitgebracht zu haben, begann, die ganze Wohnung zu durchsuchen, bis er ein einsames Bärchen im Schlafzimmer entdeckte und es siegesfroh dem Baby überreichte.

Lotta bleibt fünf Tage zu Hause in ihrer Wiege. Am Donnerstagmorgen kommt ein Mitarbeiter vom Bestattungsdienst, um sie abzuholen. Er legt sie in den Weidenkorb zur Einäscherung. Am Nachmittag organisieren die Eltern eine schöne Feier auf dem Friedhof für den engsten Familienkreis; Lotta kommt in das Familiengrab ihrer Urgroßeltern und eines jüngeren Bruders von Kathi, der vier Wochen nach seiner Geburt gestorben war. Am nächsten Tag organisieren sie im größeren Kreis ihrer Freunde eine offizielle Feier in der Dorfkirche.

10. Fiete

Zuerst lasse ich Stefanie, die Mutter sprechen (Aufzeichnung einer Entspannungssitzung):

„Ich erinnere mich an den ersten Ultraschall. Ich sehe einiges vom Baby auf dem Bildschirm und der Arzt bestätigt die Schwangerschaft. Ich habe vermutet, dass ich schwanger bin, noch vor der erwarteten Periode. Also bin ich nicht wirklich überrascht.

Ich habe mich gerade von meinem Partner Ralf getrennt. Der Gynäkologe fragt mich, ob ich das Kind behalten will. Ja, das möchte ich.

Ich habe ein komisches Gefühl und auch Angst, was diese Schwangerschaft angeht. Vielleicht geht es mir auch wegen der Trennung nicht gut.

Ich rufe meine Eltern an. Meine Mutter macht sich Sorgen wegen der Trennung.

Meine Schwägerin und einige Freunde, denen ich die Nachricht mitteile, freuen sich mit mir.

Ich rufe Ralf an: Kein gutes Gespräch. Er kann mit der Schwangerschaft nichts anfangen. Ich beruhige ihn: „Lass uns abwarten bis die drei ersten Monate vorbei sind, um sicherzustellen, dass es bleibt. Ich melde mich dann wieder."

Ich blättere oft in einem Buch mit Fotos, damit ich die Entwicklung des Babys Woche für Woche genau verfolgen kann.

Weil ich das Baby sowieso behalten will, lehne ich die Nackentransparenzmessung in der 12. Schwangerschaftswoche ab. Was bringt es, so früh zu erfahren, dass ein Baby Missbildungen hat?

Als die drei Monate herum sind, informiere ich meinen Vorgesetzten, dass ich schwanger bin, und wir organisieren dementsprechend gemeinsam die Arbeit für die nächsten Monate. Ich melde das Baby in einer Krippe an. Mir geht es gut. Ich kaufe Umstandskleidung. Ich habe viele Pläne und reise viel. Eines Morgens, als ich unterwegs bin, habe ich ein schlechtes

Gefühl. Also lasse ich mich im nächsten Krankenhaus untersuchen. Eine Ärztin macht einen Ultraschall und versichert mir, dass alles in Ordnung ist. Das kleine Herz schlägt. Bei diesem Ultraschall erfahre ich, dass das Baby ein Junge ist. Jetzt, wo ich das Geschlecht meines Babys kenne und es auf dem Bildschirm gesehen habe, wird meine Beziehung zu ihm konkreter und intensiver.

In der 18. Woche habe ich eine Vorsorgeuntersuchung mit dem geplanten Organscreening. Ich stimme dieser Ultraschalluntersuchung bewusst zu, denn - sollte das Baby ein Problem haben - dann könnte ich schnell Termine mit Spezialisten organisieren. Ich bitte Ralf, mit mir zu kommen. In der Patientenaufnahme drücken sie uns ein Formular in die Hand, mit der Bitte, es zu unterschreiben. Auf dem Blatt wird darauf hingewiesen, dass diese Untersuchung schlechte Nachrichten mit sich bringen könnte und dass wir nicht gezwungen sind, das Ergebnis zu erfahren wenn wir es nicht wollen. Ich unterschreibe, ohne den Zettel richtig durchzulesen.

Ich freue mich, mein Baby mit so vielen Einzelheiten auf dem Bildschirm zu sehen. Aber der Arzt sagt, dass etwas nicht stimmt. Er ruft einen Kollegen, um eine zweite Meinung einzuholen. Er findet den Fötus für 20 Wochen Schwangerschaft zu klein und sieht sechs Finger und sechs Zehen. Er versucht, uns zu beruhigen. Ich verstehe sofort, dass es ernst ist: Ich nehme noch am selben Tag Kontakt zur Krankenhausseelsorgerin auf, und bitte sie, mir bei meiner Entscheidung beizustehen. Ich erkundige mich überall, welche Hilfen ich für das Leben mit einem behinderten Kind erhalten könnte, und ich informiere mich auch über die Möglichkeit, das Kind zur Adoption freizugeben. Am nächsten Tag weiß ich, dass ich das Kind behalten werde. Ich lasse eine Fruchtwasserpunktion machen, und einige Tage später bekomme ich das Ergebnis: Das Baby hat eine Trisomie 13, die mit dem Leben unvereinbar ist. In ganz seltenen Fällen überleben solche Kinder ihr erstes Lebensjahr. Das beruhigt mich: Wenn ich mein Leben um eine schwere Behinderung herum organisieren muss, wird das nur wenige Monate dauern. Mein Vater, der Arzt ist, hat uns zu dieser Beratung begleitet. Er rät mir, die Schwangerschaft zu beenden und sagt mir: „Ich betrachte es nicht als Kind." Ralf teilt seine Meinung. Der pränatale Diagnostiker hat mir gegenüber mehr Verständnis und ermutigt mich, nach meinem Herzen zu handeln. Ich spreche mit der Seelsorgerin, die mich ermutigt, mich erst einmal von meiner Familie zu distanzieren. Einige Tage später rufe ich meinen Vater an und informiere ihn über meine Entscheidung, das Kind zu behalten. Entgegen seinen früheren Worten sichert er mir seine Unterstützung zu. Ralf meldet sich nie mehr wieder. «

Ich erzähle die Geschichte weiter

Ich lerne Stefanie einige Wochen nach dieser Diagnose kennen und treffe sie zur ersten Geburtsvorbereitungsrunde. Sie erzählt mir, dass sie 41 Jahre alt ist, dass sie sich sehr ein Kind gewünscht hat und dass sie alleine lebt. Als ich sie frage, wie die Beziehung zum Vater des Kindes ist, erklärt sie, dass sie im Frieden mit der Trennung ist und kein Bedürfnis verspürt, wieder Kontakt mit ihm aufzunehmen. Sie hat beschlossen, ihr Baby Fiete zu nennen. Diesen Vornamen verbindet sie mit der Hauptfigur eines Kinderbuchs. Fiete ist in der Geschichte ein besonderes Schaf, das ein ganz anderes Leben führt als andere... Ein erstaunliches Schaf, wie ihr eigenes Baby!

Trotz der Diagnose Trisomie 13 und der traurigen Aussicht, dass das Baby nicht lange leben wird, versucht Stefanie, so „normal" wie möglich zu leben und integriert das Baby in alle ihre Aktivitäten. Gemeinsam gehen sie zur Arbeit, wo sie eine Station für Gehörlose leitet. Sie verbringen eine Woche Urlaub mit einer Freundin am Meer und Fiete begleitet Stefanie auch zu mehrtägigen Fortbildungen in einer anderen Stadt.

Gleichzeitig versucht Stefanie sich, so gut sie kann, auf die Geburt und den Abschied ihres Babys vorzubereiten. Ich habe zugestimmt, sie auf dieser Reise zu begleiten. Ich gehe viermal frühmorgens zu ihr nach Hause, bevor sie zur Arbeit geht, um ihr eine intensive Geburtsvorbereitung - Gespräche und Entspannung zu gleichen Teilen - anzubieten.

Stefanie möchte, dass ich sie bei der geplanten Geburt im Universitätsklinikum begleite. Sie hat bereits mit der verantwortlichen Hebamme des Kreißsaals gesprochen, die die Anwesenheit einer externen Hebamme genehmigt hat. Mit Ausnahme meiner Ferien, die vom 22. August bis 8. September geplant sind, verspreche ich meine Unterstützung.

Bei unserem letzten Treffen vor meinen Ferien, am 16. August, sprechen wir über die Organisation der Geburt, und ich gebe ihr die Geheimnummer meines Handys, das normalerweise für Hausgeburten reserviert ist.

Der voraussichtliche Geburtstermin ist der 27. September. Dass Fiete auf mich wartet, ist für ein Kind mit Trisomie 13 keine Selbstverständlichkeit: Die meisten werden zu einem früheren Termin geboren oder sterben. Aus Sicherheitsgründen hat Stefanie eine andere Hebamme gefunden, die mich während meiner Ferien ersetzen wird. Da Fiete jedoch überraschend gut zunimmt und sich sehr lebhaft und oft im Bauch seiner Mama meldet, sind wir beide zuversichtlich, dass er mit seiner Geburt auf mich warten wird. Stefanie hat viel Stress in ihrer Arbeit, da ihre Abteilung gerade „geprüft" wird. Sie versucht das Ganze gelassen zu nehmen, freut sich aber sehr, nur noch zehn Tage arbeiten zu müssen, bis ihr Mutterschaftsurlaub beginnt. Endlich mehr Zeit für sich und ihr Baby!

Bevor wir uns trennen, vereinbaren wir einen nächsten Termin, unmittelbar nach meiner Rückkehr vom Urlaub.

Eine besondere Geburt

Die Ereignisse nehmen eine unerwartete Wendung: Am Tag nach unserer letzten Begegnung, am Freitag, den 17. August, spürt Stefanie Schmerzen in ihrem linken Bein. Da ihre Mutter früher Venenentzündungen hatte, befürchtet Stefanie, dass sie diese Veranlagung womöglich geerbt hat und beschließt, zur Diagnose in die Universitätsklinik zu gehen. Das Wartezimmer ist voll und sie muss zwei Stunden warten, bevor sie drankommt. Der Arzt, der sie untersucht, schließt eine Phlebitis[6] aus, entdeckt aber einen Bluthochdruck und Albumin in ihrem Urin. Er diagnostiziert eine Gestose (Schwangerschaftsvergiftung) und organisiert sofort eine stationäre Überwachung in der pränatalen Abteilung. Die Situation ist seiner Meinung nach bedrohlich, und er rät Stefanie ab, vorher einen Umweg über zuhause zu machen, um ihre Sachen abzuholen. Stefanie befolgt diesen Rat. Sie nimmt diesen „Zwangsaufenthalt" in der Klinik als Chance wahr, sich am Wochenende richtig auszuruhen, und sie ist überzeugt, dass sie in einigen Tagen das Krankenhaus verlassen kann.

Am Montagmorgen, den 20. August, raten ihr die Stationsärzte die Geburt einzuleiten, anstatt sie zu entlassen. Eine Gestose, so erklären sie, bedeutet eine Gefahr für Mutter und Kind. Ein weiteres Warten würde das Risiko unnötig erhöhen, dass der Blutdruck so hoch ansteigt, bis ein Notkaiserschnitt der einzige Weg bleibt, um ihr das Leben zu retten. Die Geburt jetzt einzuleiten, während ihr Zustand noch gut ist, gäbe ihr eine bessere Chance, ihr Kind auf natürliche Weise zu gebären, wie sie es sich wünscht.

Was für eine große Umstellung für Stefanie, die so sehr gehofft hatte, dass Fiete noch ein paar Wochen bei ihr bleiben würde. Die Aussicht, dass die Schwangerschaft so schnell zu Ende geht, macht sie traurig; sie fühlt sich noch nicht bereit, ihr Baby so früh loszulassen. Zusätzlich fühlt sie sich nicht ausreichend vorbereitet für die Geburt.

Vom Kopf her versteht sie die Logik der Ärzte gut, denen sie volles Vertrauen schenkt. Nach reiflicher Überlegung, wenn auch

---

6 ein Blutgerinnsel

widerstrebend, sagt sie einer Einleitung der Geburt zu. Ab diesem Augenblick passt sie sich überraschend schnell an die neue Situation an und denkt sofort daran, ihre Hebamme zu informieren. Seit der Notaufnahme in der Klinik hat sie jedes Zeitgefühl verloren. Da wir uns bei unserem letzten Treffen mit „Auf Wiedersehen und einen schönen Urlaub!" verabschiedet haben, rechnet sie erst einmal bedauernd mit meiner Abwesenheit. Dann erinnert sie sich daran, dass ich den 22. August als Beginn meines Urlaubs genannt hatte. Sie versucht, mich auf meiner Praxisfestnetznummer zu erreichen, der einzigen Nummer, die sie bei sich hat. Leider nimmt wiederholt nur der Anrufbeantworter ihre Botschaft auf. Sie würde gern versuchen, mich auf meinem Handy zu erreichen, hat aber diese „Geheimnummer" zu Hause liegen lassen. Sie wohnt nur 15 Minuten zu Fuß von der Klinik entfernt, wagt es aber nicht, die Station gegen die Anweisungen der Ärzte zu verlassen. Erst gegen 19.30 Uhr bringt ihr eine Freundin, die inzwischen den Schlüssel zu ihrer Wohnung bekommen hat, die wertvolle Nummer, und sie kann mich endlich erreichen. Mein Mann und ich sind bei Freunden auf dem Land und sind gerade mit dem Abendessen fertig. Wir verabschieden uns geschwind von unseren Freunden und fahren zurück nach Freiburg. Es ist 21.30 Uhr, als ich in der Frauenklinik ankomme. Die Besuchszeit ist vorbei, und die Hauptpforte ist verschlossen. Wie vereinbart informiere ich Stefanie telefonisch über meine Ankunft und sie kommt zur Seitentür, um mir aufzumachen. Nach ihrem sehr anstrengenden und traurigen Tag freut sie sich, mich zu sehen. „Ich bin so froh, dass du gekommen bist!" sagt sie zur Begrüßung. Ich folge ihr die Treppe hoch und durch die leeren, schwach beleuchteten Gänge. Die Nachtruhe hat begonnen, und die Stille ist beeindruckend. Wir sprechen ganz leise. Ich fühle mich wie eine Einbrecherin an einem verbotenen Ort. In der Intimität ihres Zimmers angekommen, berichtet sie mir ausführlich von ihren letzten Tagen im Krankenhaus. Während ich ihr zuhöre, beobachte ich sie. Ich hatte eine kranke Frau erwartet.

Ihre Ausstrahlung verwirrt mich. Alles an ihr - ihr Gesicht, ihre Hände, ihre Beine - alles sieht genauso aus wie vor fünf Tagen, als ich sie zum letzten Mal gesehen habe. Sie macht mir nicht den Eindruck eines Menschen, der ernsthaft unter hohem Blutdruck leidet.

Abgesehen von ihren – verständlichen – Anzeichen von Traurigkeit und Stress, bin ich mir zunehmend sicher, dass ich eine geistlich und körperlich gesunde schwangere Frau vor mir habe. Ich frage nach den neuesten Blutdruckwerten und Labortests: Seit ihrer stationären Aufnahme sind die Werte stabil geblieben, der Blutdruck ist sogar ein wenig gesunken - und das ohne Einnahme von Medikamenten. Dies bestätigt meinen Eindruck, dass es sich hier höchstwahrscheinlich nicht um einen medizinischen Notfall handelt.

Ich bin überrascht, wie Stefanie die Situation trotz der großen Umstellung unter Kontrolle behält. Ich erkenne die Chefin in ihr! Die Tatsache, dass sie im selben Krankenhaus arbeitet, hilft ihr wahrscheinlich, sich ein wenig wie zu Hause zu fühlen. Sie berichtet, dass sie ihre Wünsche bei dem Stationspersonal gut durchsetzen konnte und dass sie sich rundum respektiert und gut behandelt fühlt.

Da zwischen uns ein Vertrauensverhältnis besteht, wage ich, laut über die Situation nachzudenken. Auf diese Weise hoffe ich, ihr Mut zu machen, ihr Schicksal anzunehmen. Ich sage ihr: „Was wäre, wenn deine Beinschmerzen und der hohe Blutdruck einen anderen Zweck hätten, als dir das Leben schwer zu machen?“ Und ich fahre fort: „Was wäre, wenn der Bluthochdruck eine andere Botschaft als die einer drohenden Schwangerschaftsvergiftung hätte? Es würde dir tatsächlich die Chance zu geben, eine gute Geburt zu erleben, mit einem lebenden Kind, das du in deine Arme nehmen kannst, wie du es dir gewünscht hast. Länger zu warten würde mit hoher Wahrscheinlichkeit den Tod von Fiete im Mutterleib bedeuten. Bis jetzt geht es Fiete in deinem Bauch gut und ich bin zuversichtlich, dass es bis zu seiner Geburt so bleiben wird. Dein Schmerz in dem Bein und dein plötzlicher Bluthochdruck könnten Zeichen sein, die dir geschickt wurden, damit du verstehst, dass Fiete bereit ist für seine Geburt."

Das Gesicht von Stefanie entspannt sich. Später erzählte sie: „Als ich wusste, dass meine Hebamme da war, fühlte ich mich wieder gut. Ich wusste, dass alles gut werden würde. An diesem Abend sprach ich mit Fiete und sagte ihm, dass ich bereit sei, ihn loszulassen: dass ich für die Geburt bereit sei."

Stefanie hatte es schwer gehabt, mich telefonisch zu erreichen, aber für die restliche Organisation der Geburt hat sie ihre Zeit am Montag, den 20. August, bestens ausgenutzt. Sobald sie erfuhr, dass die Geburt eingeleitet wird, verständigte sie ihre Eltern und enge Freunde. Sie schaffte es sogar, mitten in den Sommerferien einen Pastor zu gewinnen, der bereit war, ganz gleich ob Tag oder Nacht, zu kommen, um dem Baby die Nottaufe zu spenden.

Und so verläuft die Geburt: Am Dienstagmorgen wacht Stefanie nach einer langen Nacht gut ausgeruht auf. Wie in einem Hotel hat sie am Vorabend darum gebeten, nicht vor 9 Uhr gestört zu werden, und die Anweisungen wurden befolgt! Sie lässt sich mit einer gemütlichen Dusche Zeit; sie stärkt sich mit einem guten Frühstück und schluckt dann die erste Prostaglandin-Pille, um die Wehen zu stimulieren. Einige Stunden nach der zweiten Aufnahme, fängt der Bauch ernsthaft an, zu „wehen" - zur großen Überraschung der Ärzte, die gewarnt hatten, dass eine Einleitung dieser Art lange Zeit dauern könne. Um 16 Uhr sind die Kontraktionen stark und regelmäßig. Um 19 Uhr geht Stefanie in den Kreißsaal, wo ich ihr eine halbe Stunde später begegne. Als ich dort ankomme, ist sie gerade in die große Badewanne gestiegen, um ein entspannendes Bad zu nehmen.

Um 20 Uhr erhält sie einen kurzen Besuch von ihren Eltern, die von weither gekommen sind, um sie nach der Geburt zu unterstützen.

Sobald die Eltern wieder gehen, werden die Wehen stärker, doch leider geht der Muttermund gar nicht auf. Kurz nach 23.00 Uhr bittet Stefanie um eine Periduralanästhesie. Der Anästhesist kommt recht schnell und legt problemlos den Katheter. Bevor die Anästhesie wirken kann, verspürt sie einen Pressdrang. Wie von Geisterhand ist der Muttermund auf einmal vollständig offen, und eine Viertelstunde später, nach zwei oder drei Presswehen, ist Fiete da! Es ist der 22. August, 00.15 Uhr!

Der Sturm der Wehen ist vorbei; Stefanie nimmt Fiete an ihre Brust. Sie ist stolz darauf, dass ihr die Geburt gelungen ist. Sie strahlt, als sie hört, wie ihr Baby Geräusche von sich gibt. Es ist schön für sie, es lebendig zu erleben. Fiete hat einen guten Muskeltonus. Unter der weißen Käseschmiere (als Frühgeborener ist er ganz damit bedeckt) ist seine Haut rosa. Durch die Nabelschnur, die noch pulsiert, wird er weiterhin vollständig mit Sauerstoff versorgt. Das erklärt, warum es ihm gutgeht!

Stefanie bittet mich, umgehend die Menschen anzurufen, die sie persönlich einladen möchte. Wir beginnen damit, den Pastor zu wecken, den sie für die Feier der Taufe einlädt. Dann teilt sie ihren Eltern mit, dass ihr Enkel geboren wurde. Anschließend lädt sie den Paten und die drei Patinnen persönlich ein, sich uns bei der Taufe anzuschließen. Sie sagt mir später: „Es war mir wichtig, alle schnell anzurufen, weil ich wusste, dass die Zeit knapp wird."

Die sieben Gäste wohnen unweit der Entbindungsstation.

Durch das Fenster kann man in dieser Sommernacht drei Könige und vier Hirten beobachten, die zu Fuß oder auf ihren Fahrrädern zur Krippe eilen!

In weniger als 20 Minuten sind alle da und umgeben Mutter und Kind; sie lassen sich vom Geheimnis dieser Geburt berühren.

Ich überprüfe regelmäßig die Nabelschnur, die weiterhin pulsiert. Erstaunt und fasziniert setze ich die Kontrollen alle fünf Minuten fort und lasse Stefanie den Puls zwischen ihren Fingern spüren. Die diensthabende Hebamme lässt es mich mit großer Freundlichkeit und Zurückhaltung tun. Sie ist selbst von der surrealen Atmosphäre dieser Geburt bewegt. Nach einer Stunde gerät sie für kurze Zeit in Panik und überlegt, die Nabelschnur zu durchtrennen. Die Richtlinie besagt, dass man maximal eine Stunde bis zur Geburt der Plazenta warten soll (aus Angst, dass sie sich nicht vollständig löst und dass die Frau zu bluten beginnt.) Diese Maßnahme ist aber nur für einen Fall gedacht, bei dem die Nabelschnur schon länger aufgehört hat, zu pulsieren. Das ist hier nicht der Fall! Ich bitte meine Kollegin, die Nabelschnur nicht zu berühren. Nachdem sie selbst eine Blutung ausschließt, übernimmt sie die Verantwortung dafür, nichts zu tun.

Die Nabelschnur pulsiert 90 Minuten lang, und versorgt somit Fiete weiter. Ich ermutige jeden, sich die Zeit zu nehmen, die große Vene voller sauerstoffreichen Blutes zu spüren, die kraftvoll pulsiert; So erlebten die zehn Anwesenden das Wunder: um den Wunsch seiner Mutter nachzukommen, bleibt Fiete, dank des Sauerstoffs, den seine Mama ihm weiterhin spendet, am Leben!

Von uns allen am meisten überrascht war Stefanies Vater. Als Vater und Arzt hatte er sich gewünscht, dass seine Tochter den Fötus in einem frühen Stadium abtreiben würde, um ihr das unnötige Leiden zu ersparen, das sie bei einer solchen Geburt erleiden müsste. Aber die Szene, die er jetzt miterlebt, öffnet seine Augen und sein Herz für eine ganz andere Realität: Seine Tochter, die gerade ein Kind zur Welt gebracht hat, das nicht lange leben wird, liegt lächelnd und stolz da.

Nach 30 Minuten fragt er: „Ist es normal, dass die Nabelschnur noch pulsiert?“ Ich antworte mit einem Schmunzeln: „Nein, das ist nicht üblich. Wir können das als ein Wunder ansehen; es ist ein wertvolles Geschenk für Stefanie und für uns alle.“ Er ist sprachlos und sieht seine Tochter an. Man kann in seinen Augen einen Ausdruck von Bewunderung mit einem Hauch vom Stolz sehen.

So ist unser Fiete lebendig und jeder Anwesende hat die Möglichkeit, ihn zu bewundern. Trotz einiger leichter Fehlbildungen ist Fiete ein hübsches kleines Baby mit einem Gewicht von 2400 Gramm. Wir ziehen ihm das schöne weiße Taufkleid an, und der Pastor tauft ihn. Dieser einfühlsame Mann liest uns schöne Texte vor, die zu dieser einzigartigen Taufe passen. Er hat eine schöne Kerze mitgebracht. Er bittet den Paten sie anzuzünden und sie an einen gewissen Abstand vom Rauchmelder zu halten, damit der Alarm nicht losgeht! Der Pate und die drei Patinnen unterschreiben im Taufbuch. Wir gratulieren Stefanie noch einmal ganz herzlich zu ihrem Baby und ihrer Leistung. Um die festliche Atmosphäre zu vervollständigen, läuft ein wunderschönes Stück klassischer Musik, das Stephanie in den letzten Monaten so gern mit Fiete gehört hat, und wir heben das Glas zu Ehren von Mama und Baby!

Die Uhr zeigt 1:30 Uhr. Fiete schläft friedlich ein, immer noch hautnah an der Brust seiner Mutter. Die Nabelschnur hört allmählich auf zu pulsieren, und Stefanie schneidet sie schließlich ab. Es ist Zeit für die Besucher, sich zu verabschieden, um ihre Nacht zu Hause zu beenden. Werden sie Fiete wie einem Engel in ihren Träumen begegnen?

Die Hebamme hilft bei der Nachgeburt der Plazenta, und ein Arzt kommt, um einen kleinen Dammriss zu nähen. Danach zieht auch er sich zurück.

Während dieser ganzen Zeit liegt Stefanie auf dem Rücken, und Fiete liegt immer noch gemütlich zwischen ihren Brüsten. Er hat seit seiner Geburt die gleiche Position beibehalten, auf dem Bauch liegend, den Kopf auf der Seite. Auf einmal bemerke ich, dass er nicht mehr atmet, und ich sage zu Stefanie: „Oh, schau, ich glaube, Fiete ist für immer eingeschlafen."

Stefanie ist zunächst schockiert und enttäuscht, den „Abflug" von ihrem Baby verpasst zu haben. Ich tröste sie: „Es ist gut so, wie es ist: ein weiteres Geschenk! Jetzt weißt du, dass Tod und

Tiefschlaf sehr nahe beieinander liegen." Sie kann meine Worte annehmen: Dicke Tränen fließen über ihre Wangen.

Alles ist vollbracht: Der Sturm der Geburt ist vorbei, und Fietes Leben auf dieser Erde, das voller Überraschungen war, hat friedlich in den Armen seiner Mutter geendet.

Ich hatte bei den Geburtsvorbereitungssitzungen oft zu Stefanie gesagt: „Die Liebe ist stärker als der Tod." Jetzt hatten wir es erfahren dürfen.

Danke, Fiete! Du hast es uns ermöglicht, dem Paradies ganz nah zu kommen!

Kapitel 5.

Mein Baby heisst Jan

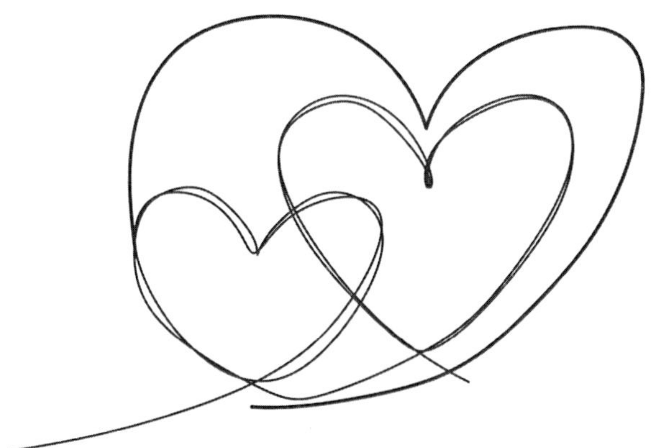

Die fünf „Jans".

Schon im Mutterleib hat mich der Herr gerufen, meinen Namen genannt...

Er hat meinen Namen in seine Hände gezeichnet." (Jesaja 49, 1+16)

Dieses biblische Wort würde bedeuten, dass wir vom Anfang der embryonalen Bildung an oder vielleicht sogar schon vorher in das Herz Gottes eingeschrieben sind.

Als ob der Himmel wollte, dass ich die heutige Relevanz dieser biblischen Aussage verstehe, wurde ich innerhalb weniger Wochen Zeugin von fünf schönen Geschichten: die von Johanna, Jan-Lennart, Jan-Benedikt, Hanna und Jan. Fünf Sternenkinder erhalten „zufällig" einen biblischen Namen mit der gleichen Etymologie, ohne dass ihre Eltern diese bewusst ausgesucht haben. Ich bin überwältigt von diesem „Zufall" und versuche nun mein Bestes, um die Botschaft zu vermitteln.

Was bedeutet der Vorname Jan?

Laut Enzyklopädie geht „der latinisierte Name Johannes auf die griechische Form des hebräischen „Jochanan" zurück und bedeutet „Gott (JHWH) ist gnädig" oder „Gott hat Gnade erwiesen". „Somit kann die Geburt als ein Geschenk verstanden werden."Im Neuen Testament der Bibel liest man oft vom Apostel Johannes. Er gilt in der christlichen Tradition als Lieblingsjünger Jesu (Joh 13,23 EU). Auf vielen Gemälden oder Reliefs ist er als ein hübscher Jüngling mit blonden, langen und lockigen Haaren dargestellt; er ruht sich aus, sein Kopf liegt entweder auf der Schulter oder auf dem Herzen Jesu! Kinder mit dem Vornamen Johannes müssten also der Bedeutung nach, ein besonderes Geschenk für ihre Eltern sein.

1. Jan-Lennart und Johanna

Die erste Geschichte erzählt von Johanna und von ihrem Bruder Jan-Lennart.

Johanna, das erste Kind von Viola und Rainer, wird am Samstag, den 25.02.1995 im Haus ihrer Eltern geboren. Ich bin ihre Hebamme. Nach einer problemlosen Schwangerschaft und einer reibungslosen Geburt atmet sie sofort und hat eine gute Vitalität. Wir staunen über diese hübsche „Puppe" von nur 2650 Gramm, die uns aus der Tiefe ihrer braunen Augen anschaut. Weder ihre Eltern noch ich sind auf ihren nahen Tod vorbereitet. Woran ist Johanna gestorben? Warum lebte sie nur so kurz auf dieser Erde, obwohl ihre Eltern sich so sehr auf sie gefreut haben? Die Todesursache wird ein Rätsel bleiben. Johanna ist mitten am Nachmittag geboren. Nach zwei Stunden Überwachung verlasse ich die kleine Familie, um eine andere schwangere Frau zu besuchen. Am Abend, als ich wieder vorbeischaue, stelle ich fest, dass Johanna Schwierigkeiten beim Atmen hat, als hätte sie einen Schnupfen bekommen. Mit Nasentropfen und einer intensiven Befeuchtung des Raumes gelingt es uns, ihre Atmung zu normalisieren. Leider beginnt sie ein paar Stunden später, mitten in der Nacht, wieder nach Luft zu ringen. Auf meinen Rat hin wird sie mitten in der Nacht stationär in die Kinderklinik aufgenommen. Rainer, ihr Vater, bleibt bei ihr, bis alles geklärt wird, während Viola sich zu Hause noch ein paar Stunden erholen kann.

Da ihr Zustand in der Notaufnahme nicht alarmierend ist, wird Johanna zur Beobachtung in einen Inkubator gelegt, bis das ärztliche Tagesteam sie übernehmen wird. Drei Stunden später diagnostizieren die Kinderärzte eine beidseitige Verengung der Nasenlöcher. Durch einen kleinen Eingriff eröffnen und erweitern sie die Trennwände in der Nase und legen so den Luftdurchgang frei. Viola ist inzwischen eingetroffen und darf stationär bei ihrem Baby bleiben. Johanna, die jetzt frei atmen kann, saugt bald problemlos an ihrer Brust. Angesichts ihres guten Allgemeinzustandes wird in den nächsten Tagen von ihrer baldigen Entlassung gesprochen. Routinemäßig werden am fünften Tag einige Untersuchungen fortgesetzt - dabei wird ein Herzgeräusch entdeckt. In der Sonographie wird ein rechter Herzfehler nachgewiesen (mit Septum-Ventrikel Fehlbildung und Persistenz von Ductus Botalli). Die Ärzte beruhigen die Eltern, dass diese Missbildung häufig vorkomme, eine gute Prognose habe und selten eine Operation erfordere.

Wenige Stunden später verschlechtert sich Johannas Zustand auf unerwartete Weise. Trotz der reichlich vorhandenen Milch hat sie nicht mehr die Kraft zu saugen und weigert sich außerdem, aus der Flasche zu trinken. Zwei Tage Danach, bevor irgendeine klare Diagnose gestellt wird, hört ihr kleines Herz auf zu schlagen. Die Eltern lehnen eine Autopsie ab. Woran sie an diesem Sonntagnachmittag gestorben ist, werden wir nie erfahren.

Sicher ist aber, dass das Leben von Johanna von Anfang an eine Liebesgeschichte war. Sie war ein „Wunschkind", nicht nur für ihre Eltern, sondern auch für die erweitere Familie und die vielen Freunde, die sich sehr über ihre Geburt gefreut hatten.

Am Tag der Geburt ist gerade die Karnevalssitzung im Dorf. Rainers Vater kündigt offiziell am Mikrofon vor der versammelten Dorfgemeinschaft an, dass er stolzer Großvater geworden ist!

Die Beerdigung spiegelt diese Solidarität und Unterstützung wider. Der Pfarrer, ein alter Freund der Familie, der selber Enkelkinder hat, spricht offen von seiner Betroffenheit. Alle Nachbarn und Freunde sind anwesend, um den kleinen Sarg zum Friedhof zu begleiten. Sie alle, die Hebamme einbezogen, teilen die Traurigkeit der Eltern.

Wegen des ausgesuchten Vornamens darf man es wagen, tiefer zu schauen. Über den menschlichen Schmerz hinaus lädt uns das kleine Mädchen namens Johanna ein, in den Himmel zu blicken.

Kleines Mädchen Johanna, ich möchte glauben, dass der große blaue Himmel dich zu sich hingezogen hat und dir den Weg zu weiteren Horizonten geöffnet hat. Ich stelle mir dich gerne glückselig, ganz nahe am Herz Jesu vor, so wie es vom Jünger Johannes berichtet wird. Mögen deine Eltern auf der Erde getröstet und gesegnet werden!

2. Jan-Lennart

Fünfzehn Monate später lassen sich Viola und Rainer auf eine neue Schwangerschaft ein. Ganz glücklich verläuft diese Schwangerschaft aber nicht: Schon in den ersten Monaten bekommt Viola wiederholt kleine Blutungen und hat das Gefühl, dass mit diesem Baby etwas nicht stimmt.

In der 17. Woche vermutet der Arzt einen Herzfehler, der durch einen weiteren Ultraschall bei einem Spezialisten in der 19. Woche bestätigt wird. Dort erfahren die Eltern auch, dass sie einen kleinen Jungen erwarten. Die Eltern geben ihm den Vornamen Lennart (von Leonhard), was Löwenherz bedeutet. So hoffen sie, dass der Junge „mit dem Herzen eines Löwen stark sein wird, um seine Krankheit zu bekämpfen!“

Wenn sie über ihr Baby sprechen, nennen sie offen seinen Vornamen, so dass bald alle wissen, dass das Kind, das sich in Violas Bauch bewegt, Lennart heißt.

Lennart hat eine Hypoplasie des linken Herzens. Es handelt sich um eine schwere Missbildung mit einer schlechten Prognose. Seit kurzem haben Herzchirurgen begonnen, diese komplexen Fehlbildungen zu operieren: dank mehrerer Operationen, darunter als letztes Mittel die Herztransplantation, könnte das Kind eine gewisse Überlebenschance bekommen. Im Jahr 1996 überleben selbst in spezialisierten Zentren nur 10-50% der Kinder diese Eingriffe. (Die Statistiken variieren stark je nach Techniken und Zentren). Die meisten der von Viola und Rainer konsultierten Ärzte empfehlen sehr einen medizinischen Schwangerschaftsabbruch, der bis zur 24. Woche legal ist.

Rainer und Viola haben vier Wochen Zeit, um zu entscheiden, ob sie die Schwangerschaft vorzeitig beenden wollen oder nicht.

„Das Kind ist so lebhaft!" teilt mir Viola mit. „Es boxt ständig gegen meine Bauchdecke, als wollte es mir mitteilen, dass es bleiben will! Ich kann mich nicht entscheiden, ihn heraus zu jagen." Sogar wenn ich meine Hand auf Violas Bauch lege, kickt er heftig mit seinen Füßen dagegen (oder vielleicht sind es seine Ellenbogen oder Knie?), so wie ich es bei keinem anderen Baby in diesem relativ frühen Schwangerschaftsstadium je erlebt hatte. Es ist die Zeit, in der die Mütter gerade erst beginnen, die zarten Bewegungen ihres Babys wahrzunehmen. Mit seinen Leistungen als Profiboxer wischt Lennart alle unsere Bemühungen weg, ihn als ein „defektes kleines Herz zu betrachten, das so schnell wie möglich aus dem Produktionskreislauf entfernt werden soll."

Lennart, du kleiner widerstandsfähiger Mensch, du hast das Herz deiner Eltern und auch meines gewonnen! Wir sind uns sicher, dass es dir gut geht und dass du glücklich lebst, dort wo du bist!

Von Lennart zu Jan-Lennart.......

Einige Tage später, während einer meiner wöchentlichen Besuche, spricht Viola ganz natürlich über ihr Baby, das auf einmal Jan-Lennart heißt. Überrascht frage ich sie, warum sie zu Lennart, Jan hinzugefügt hat?

Ihre Antwort: „Es ist wie von selbst passiert: Ich habe mich aufs Sofa gelegt, um mich auszuruhen. Ich fing an, ein Buch über Vornamen durchzublättern und schlief dabei bald ein. Als ich aufwachte, wusste ich einfach, dass das Baby *Jan-Lennart* heißt!"

Als ich sie frage, ob sie diesen Namen in ihrem Buch gelesen hat, verneint sie, und versichert mir, dass sie auch nie zuvor an diesen Doppelvornamen gedacht hat.

Jan, geliebter Jan!

Viola teilt mir Woche für Woche das Gesundheitsbulletin ihres Babys mit. Kurz nach der 24. Schwangerschaftswoche erzählt sie mir, dass es Jan-Lennart gut geht, dass er sich weiterhin voller Energie zeigt, dass sich seine Bewegungen jetzt aber viel zarter anfühlen als vorher. Sie ist überzeugt, dass Jan-Lennart sich beruhigt hat, weil er jetzt nicht mehr befürchten muss, aus dem Palast seiner Mutter vertrieben zu werden. Die Ärzte hatten ja Viola sehr ans Herz gelegt, eine Abtreibung bis zu der damals gesetzlich erlaubten 24. Schwangerschaftswoche vorzunehmen. Obwohl seine Eltern die Entscheidung getroffen hatten, ihn zu behalten, schien Jan-Lennart die Bedrohung der Ärzte ernst genommen zu haben!

Kaum haben sich Viola und Rainer für das weitere Austragen ihres Ungeborenen entschieden, müssen sie nun eine noch schwierigere Entscheidung treffen: das Baby nach der Geburt natürlich sterben zu lassen oder ihm medizinische Hilfe anzubieten.

Nach einigen Bedenken beschließen sie, alles in die Wege zu leiten, um ihrem Sohn die beste Chance zu einem weiteren Leben zu geben. Ihre Suche führt sie nach Genf, wo eine internationale Klinik auf diese Art Fehlbildung spezialisiert ist. Die Klinik hat die besten Ergebnisse der Welt, und die Eltern werden mit großem Respekt aufgenommen und in die Pflege ihres Kindes mit einbezogen. Diese Klinik verfügt auch über eine Geburtsabteilung, sodass Viola das Kind dort gebären wird, ganz nah am kardiologischen Zentrum.

Trotz der optimalen Bedingungen, für die sie sich sehr einsetzt, hat Viola das starke Gefühl, dass ihr Kind die Herzoperation nicht überleben wird. Aufgrund dieser Vorahnung versucht sie alles, was in ihrer Macht steht, um Jan-Lennart so lange wie möglich bei sich zu behalten und zu schützen. Sie möchte ihrem Baby ermöglichen, so lang wie möglich das kuschelige mütterliche Nest zu genießen.

Sie setzt ihren Willen bei den beiden Chirurgen, dem Frauenarzt und dem Kardiologen durch, und der Kaiserschnitt wird erst eine Woche nach dem errechneten Termin geplant.

So wird das sehr hübsche Baby Jan-Lennart, das 3,5 Kg wiegt, am 29.01.1997, frühmorgens per Kaiserschnitt geboren und sofort ins Herzzentrum gebracht und operiert. Die Operation, die fünf Stunden dauert, wird erfolgreich durchgeführt und Jan-Lennart wird auf die Intensivstation verlegt, nur wenige Schritte vom Zimmer seiner Eltern entfernt, die ihn uneingeschränkt besuchen können. Diese gute Nachricht lässt uns hoffen, dass die Vorahnung von Viola nicht eintreten wird.

Die folgenden Tage bleibt Jan-Lennarts Zustand stabil. Am Dienstag, den 4. Februar, wird die künstliche Hauptpumpe entfernt und das Herz beginnt spontan zu arbeiten. 12 Stunden lang ist alles in Ordnung - dann hört alles plötzlich auf: Jan-Lennart reagiert auf keine Wiederbelebungsmaßname.

Können wir es wagen, von einem Geschenk zu sprechen, wenn wir über die Schwangerschaft und Geburt von Jan-Lennart sprechen? „Ja!“ werden die Eltern später ohne Zögern sagen, „aber es war ein ganz anderes Geschenk als das, was wir erwartet haben…“

Viola ruft mich als Erste an: „Jan-Lennart ist spontan gestorben, ohne zu kämpfen. Er ist seinem Weg gefolgt“, sagt sie mit einer klaren, ruhigen Stimme die großen Frieden ausstrahlt.

Ich nehme die Nachricht mit großem Respekt auf und werde auch von diesem Frieden erfüllt. Voller Dankbarkeit schlafe ich in der nächsten Nacht tief und ruhig.

Am nächsten Tag begleitet mich dieser innere Friede weiter und ich überrasche mich dabei, wie ich im Auto singe „Halleluja; Jan-Lennart geht es gut. Er ist geheilt. Alles ist vollbracht“.

Die Geschichte von Jan-Lennart ist eine Geschichte der Liebe, des „JA“ zum Leben.

Die Abschiedsfeier wird von allen als ein stärkender und friedlicher Moment erlebt.

„Dein Herz wird getröstet werden", steht in der Heiligen Schrift. Diesen Trost erfahren wir nach Jans „Abreise", und dieser Zustand begleitet uns lange.

Die Geschichte von Jan-Lennart ist eine Liebesgeschichte zwischen Viola und Rainer, zwischen Viola, Rainer und ihren jeweiligen Eltern und zwischen Viola und ihrer Schwester, die sie oft zum richtigen Zeitpunkt angerufen hat. Später wurde die Solidarität auf andere Eltern von Kindern erweitert, die mit Herzfehlern geboren und in Genf operiert wurden. Bei der Trauerfeier von Jan-Lennart legen Viola und Rainer großen Wert darauf, sich bei allen Menschen, die sie unterstützt haben, zu bedanken. Sie erwähnen unter anderen die Ärzte und Mitarbeiter der Klinik und eine Bekannte, die ihnen liebevoll ihr nahe an der Klinik liegendes Ferienhaus zur Verfügung gestellt hat.

Um dieses Baby und seine Eltern herum hat sich eine wunderbare Kette von Freundschaft, Großzügigkeit und Zuneigung gebildet.

Sie wählten den Psalm 30, um ihren Dank bei der Abschiedsfeier zum Ausdruck zu bringen. Er endet mit diesen Worten:

„Zu dir, Herr, rief ich.

Ich flehte zu meinem Gott:

Komm mir zu Hilfe!

Und du hast meine Klage in Reigen verwandelt,

mein Trauergewand gelöst und mich mit Freude umgürtet,

damit mein Herz dir singe und nicht schweige.

Herr, mein Gott, für immer will ich dich loben."

Als ich das Manuskript an Viola und Rainer schickte, um die Erlaubnis zur Veröffentlichung zu bitten, sagte mir Viola, dass ich etwas vergessen hätte:

„Du hast überhaupt nicht von der Gebetsgruppe berichtet, zu der du mich eingeladen hattest und die mir sehr geholfen hat. Das Gebet und die Gruppe trugen mich durch die schwierigen Wochen und durch die Trauerfeier."

A propos Jan und Johanna:

Erst während der Vorbereitung auf die zweite Trauerfeier wird es Rainer und Viola bewusst, dass ihre beide Kinder - Jan und Johanna - denselben königlichen Vornamen tragen.

3. Jan-Dominik

Nach seiner Abschiedsfeier bleibt Jan-Lennart (vorherige Erzählung) in meinem Herzen sehr präsent und ich treffe seine Mutter weiterhin gerne von Zeit zu Zeit. Es ist schön, dass wir uns weiterhin über das austauschen können, was wir mit diesem kleinen Mann erlebt haben, der uns bis an die Tür zum Jenseits geführt hat. Mein Leben als Hebamme geht weiter und andere Mütter bitten mich um Unterstützung. Als ich Edith ein paar Wochen später treffe, habe ich keine Ahnung, dass eine neue Perle auf meinen Lernweg gelegt wird. Diese Mutter ist im siebten Monat einer schwierigen Schwangerschaft. Wegen wiederholter Wehen, die zur Öffnung des Gebärmutterhalses führten, musste Edith mehrere Wochen eine strenge Bettruhe einhalten. Sie hatte große Angst, dass ihr Baby sterben könnte oder zu früh auf die Welt käme. Jetzt, wo das Baby gut herangewachsen ist, darf sich Edith ein wenig mehr bewegen, aber sie bleibt sehr vorsichtig. Sie bekommt weiterhin Hilfe bei der Hausarbeit und der Zubereitung der Mahlzeiten. Sie möchte, dass ich ihr bei den Vorbereitungen für die Geburt helfe. Sie erzählt mir, dass sie ein Jahr zuvor eine

Eileiterschwangerschaft hatte, die in der zehnten Schwangerschaftswoche diagnostiziert wurde. Eine solche Schwangerschaft ist ein Notfall, da sie zu einem Riss des Eileiters und infolgedessen zu inneren Blutungen führen kann. Als die Schwangerschaft per Ultraschall entdeckt wurde, entschied man sich für eine Notoperation und die Entfernung des Eileiters und des Fötus. Edith wirkt sehr traurig, als sie über dieses erste Baby spricht. Da ich den möglichen Zusammenhang zwischen der Angst ein Baby zu verlieren und einer Fehlgeburt in der Vergangenheit kenne, schlage ich ihr vor, die Reise ihrer ersten Schwangerschaft mental nachzuvollziehen. Sie nimmt den Vorschlag bereitwillig an. Bewegt entdeckt sie in der Entspannungssitzung, dass dieses erste Kind ein kleiner Junge ist. Sie stellt fest, dass es ihm gut geht, was ihr Trost schenkt. Sie vergießt einige Tränen und sieht ihn hinwegfliegen in das Land, das nun seines ist. Ich bin sehr überrascht, als sie mir seinen Vornamen verrät: Jan-Dominik! Diese Sitzung hat Edith beruhigt und der Rest der Schwangerschaft verläuft friedlich, ebenso die termingerechte Entbindung eines kleinen Mädchens. Im Herzen seiner Mutter wird Jan-Dominik immer das älteste ihrer Kinder bleiben.

4. Die Geschichte von Jan geht weiter

Hanna und Jan

Ein paar Wochen später empfange ich Elke, 45 Jahre alt, die keine lebenden Kinder hat. Sie bekommt zufällig mit, wie ihre Nachbarinnen sich über ihre Fehlgeburten unterhalten und begeistert über die Trancearbeit berichten, die sie mit mir gemacht haben. Elke erinnert sich, dass sie selber in ihrer Jugend zwei Abbrüche erlebt hat, was einer Fehlgeburt ähnelt. Das motiviert sie, von meinem Fachwissen Gebrauch zu machen. Schließlich, so denkt sie, könnte diese Beratung die Psychoanalyse, die sie vor kurzem angefangenen hat, ergänzen.

Sie bittet mich um einen Termin und wir vereinbaren ein Datum. Da sie kein festes Einkommen hat, einigen wir uns auf ein symbolisches Honorar. Wenige Tage später sitzt sie in meiner Praxis.

Als ich sie frage, worum es geht, verliert sie sich in einer langen, verworrenen Erzählung, die bei mir den Eindruck erweckt, dass sie nicht weiß, was sie erwartet oder warum sie kommt. Kurz zusammengefasst erklärt sie mir, dass sie sicher ist, zweimal schwanger gewesen zu sein (weil der Schwangerschaftstest jeweils positiv war), dass alles schnell und reibungslos ging, dass sie nie irgendwelche Beschwerden hatte, dass es schließlich nie ein Problem war. Bei der Art, wie sie darüber spricht, könnte man glauben, dass sie gar nicht dabei war oder dass sie von einer anderen Person berichtet. Beim ersten Abbruch durch Absaugen hatte sie einfach das Notwendige getan, um wieder Normalität in ihr Leben zu bringen. Sie versichert mir, dass sie nicht sexuell missbraucht wurde. Sie hatte nur ihre sexuelle Freiheit bei Männern genutzt, zu denen sie kein ernsthaftes Verhältnis hatte. Sie gibt mir zu verstehen, dass sie sich nie dessen bewusst war, ein Kind zu erwarten, weder in der Vergangenheit noch heute und dass sie nie irgendwelche Probleme ethischer Art mit beiden Abtreibungen hatte.

Was für eine seltsame Voraussetzung für eine Beratung! Warum nach Problemen suchen, wenn es keine gibt? Ich denke einen Moment darüber nach, die Sitzung abzubrechen. Ich beobachte diese Frau, die vor mir sitzt und mir mehrmals versichert, dass sie die von mir angebotene Entspannungsmethode sehr gern ausprobieren möchte, dass sie bereit ist, alles zu tun, was ich ihr sage! Sie erinnert mich an einen frechen Teenager, der versucht, meine Aufmerksamkeit und Zeit zu rauben! Diese Frau irritiert und fasziniert mich zugleich. Ihre Bitte bekommt für mich die Form einer Herausforderung. Neugierig entscheide ich mich, die Sitzung fortzusetzen. Ich schlage ihr vor, die Augen zu schließen, sich zu entspannen und dann zu den ersten Tagen ihrer ersten Schwangerschaft zurückzublicken. Auch unter Entspannung verliert sich Elke immer wieder in einem Labyrinth von Erklärungen und Rechtfertigungen. Ich ermutige sie, sich wieder auf sich selbst zu konzentrieren. Meine Hoffnung ist, dass ihr Körpergedächtnis sich öffnet und ihrem Bewusstsein das mögliche emotionale Erlebnis (das 20 Jahre zurückliegt und wofür sie bis jetzt noch nie etwas empfunden hat), offenbart. Mit Hilfe von Musik und Gebet gelingt es ihr, abzuschalten und allmählich zur Tiefe ihres Herzens zu gelangen. Sie lässt ihren mütterlichen Gefühlen Raum und ist überrascht, Tränen der Liebe zu entdecken. Sie nimmt ihr Kind wahr. Sie entdeckt, dass sie es geliebt hat; dass sie es immer noch liebt... und dass die Liebe das letzte Wort hat.

Am Ende der Sitzung enthüllt sie die Identität des Kindes. Stolz sagt sie zu mir: „Mein Erstes, das weiß ich, ist ein Mädchen; sie heißt ***Hanna***!“

Die zweite Sitzung findet einige Wochen später statt. Da die erste Sitzung voller Gefühle ablief, erwarte ich, dass Elke begeistert und voller Neugierde wiederkommt, um Kontakt mit ihrem zweiten Kind aufzunehmen. Nichts davon. Dieselbe, „gleichgültige“ Elke sitzt vor mir. Mit einer eintönigen Stimme sagt sie zu mir: „Ich bin gekommen, weil ich Wert darauflege, etwas Begonnenes zu beenden.“ (Dieses Beispiel zeigt, dass was in dieser Sitzung geschieht, unabhängig von der Motivation und dem emotionalen Zustand von Elke ist)

Ich versuche, ihr zu helfen, mit ihrem zweiten Kind Kontakt aufzunehmen. Trotz ihrer Bereitschaft, sich zu entspannen, fällt es ihr noch schwerer als beim ersten Mal, loszulassen und sich auf die Sitzung einzulassen. Ich ermutige sie, den Versuch zu machen, sich in die Zeit vor 17 Jahren zurückzuversetzen, um sich an den Beginn der zweiten Schwangerschaft zu erinnern. Als Antwort kommen wieder nur Rechtfertigungen: „Ich war in jenem Sommer in einer schwierigen Situation: Mein Vater war krank, ich war mitten im Studium.““. Diesmal verliere ich die Geduld. Provozierend sage ich laut: „Deine Rechtfertigungen interessieren mich nicht und sind auch für dich in dieser Sitzung nicht hilfreich. Hör auf, dich im Kreis zu drehen! Und ich setze fort: Du hast Sex mit L. gehabt, die Periode bleibt weg, du machst einen Schwangerschaftstest und er ist positiv. Ja oder nein? Bist du schwanger oder nicht? Handelt es sich um ein Kind oder nicht?“

Endlich lösen sich ihre Widerstände. Diesmal entdeckt Elke einen kleinen lebendigen Jungen. Sie nimmt langsam Kontakt zu ihm auf. Sie nimmt sich Zeit; beide nehmen sich Zeit. Und dann sieht sie ihn auf einer sonnigen Wiese, mit seiner älteren Schwester Hanna. Sie beschreibt ihn, auf dem Schoß seines Großvaters sitzend, der im selben Sommer gestorben ist.

Kind des Lichts, von Gott geliebter, bester Freund von Jesus.... „Weißt du“ sagt mir Elke nach der Entspannung, „mein Junge heißt ***Jan***!“

Schlusswort

„Bevor du im Körper deiner Mutter gebildet wurdest, kannte ich dich...(Ps.139) Ich habe deinen Namen auf meine Handfläche geschrieben(Jes.49,16) ." Das sind die goldenen Worte, die in der Bibel zu lesen sind. Sie bedeuten, dass Gott eine persönliche Beziehung zu jedem dieser kleinen Ungeborenen hat – ja, dass er ihre Namen auf seine Handfläche schreibt!

Dass jedes Kind den gleichen Ehrenplatz bei Gott erhält, ob Wunschkind oder Zufallskind, müsste ausreichen, um den vielen Menschen, deren Beziehung zu ihren Eltern gestört ist, eine Würde zu geben.

Wenn ich über die Geschichte dieser Sternenkinder nachdenke, berührt mich neben der Tatsache, dass sie alle den gleichen Vornamen „Johannes" erhalten hatten, auch, dass jedes seinen Vornamen als personalisiertes Geschenk erhalten hat: Johanna, Jan-Lennart, Jan-Dominik, Hanna, Jan.

Diese Vornamen haben die Mütter nicht lange ausgesucht. Wie ich es bei Jan-Lennart berichtete, war es auch bei den anderen Kindern: Auf einmal wussten die Mütter: "Er heißt Jan". Es war, als hätten sie den Vornamen direkt vom Himmel per SMS auf ihrem Handy erhalten! Dass Elkes zweites Kind auch Jan hieß, hat mich tief berührt! Ich erinnere den Leser daran, dass Elke sich viele Jahre lang nicht mit ihren beiden Schwangerschaften auseinandergesetzt hatte. Bis zur Sitzung bei mir war sie sich nicht einmal dessen bewusst gewesen, ein Kind in sich getragen zu haben.

„Noch bevor sich deine Knochen im Schoß deiner Mutter gebildet haben, kannte ich dich...Ich habe deinen Namen auf meiner Handfläche geschrieben."

Mit den Geschichten dieser fünf Kinder mit dem gleichen Namen Johannes wurde mir eine andere wichtige Realität bewusst:

„Für den Herrn ist ein Tag wie tausende Jahre“(2.Pet.3:8-14)

Johanna und Jan-Lennart verbrachten zehn Monate auf dieser Erde, Jan-Dominik drei Monate, Hanna und Jan nur wenige Wochen, und sie erhielten den gleichen Ehrenplatz bei ihrem Schöpfer!

Eine weitere Entdeckung: Ob die Kinder von liebenden Eltern bewusst erwartet und verwöhnt werden oder ob sie scheinbar das Ergebnis eines Zufalls sind - für den Himmel macht das keinen Unterschied!

Zusammengefasst: Egal, unter welchen Bedingungen sie auf unserer Erde reisen, ob ihr Leben kurz oder lang war, von den Menschen angenommen oder abgelehnt, diese Kleinen haben alle in den Augen Gottes einen immensen Wert.

Ich stelle mir vor, wie jedes Kind feierlich zum Vater läuft und von ihm persönlich den heiligen Namen bekommt, der für es bestimmt ist: „Johannes ist dein Name!“ Und der Vater schreibt sorgfältig, in goldenen Buchstaben, den Vornamen auf die Handfläche des Kindes und auf seiner. „

„Kleines Weizenkorn

drei Monate alter Fötus oder Neugeborenes,

unbemerktes Embryo oder Wunschkind

du bist wichtig für mich“

Kleines Kind, du bist mir kostbar.

Dir widme ich dieses Buch.

Anhang

Einige Regeln für ein gelungenes Leben

„Gott hat uns gelehrt, all diese Gesetze (zehn Lebensregeln, in der Bibel die zehn Gebote genannt) zu praktizieren, um immer glücklich zu sein.“ (Dt. 6, 24.) Die Zehn Gebote sind die Weisung eines Gottes, der uns auf den Weg zu einem glücklichen und gelungenen Leben führen will. Sie sind wie ein Wegweiser, der uns den Weg zur Freiheit zeigt, gestern und heute.
Es folgen hier einige Auszüge aus dem biblischen Buch Deuteronomium nach der Interpretation von P. Helmut Schlegel[19].

1 - „Ich bin der Herr, dein Gott, der dich aus dem Land der Knechtschaft herausgeführt hat. Du wirst keine anderen Götter haben außer mir. „(Dt, 5,6)

Ich bin der Herr, dein Gott.
Ich habe dich in mein Herz geschrieben.
Wie ein Liebhaber versuche ich, dein Herz zu gewinnen

Wenn du meine Liebe erwiderst,
wirst du keine anderen Götter neben mir haben.
Du wirst weder um dich selbst kreisen
noch einen Menschen vergöttern.
Du wirst auch nicht zu den toten Göttern
Konsum, Karriere, Spiele und Spaß flüchten.
Betrachte dein Leben als Geschenk
und deine Talente als meine Gaben.
Betrachte die Schwierigkeiten
deines Lebens als Herausforderung:
Du findest mich, wo immer du bist,
denn ich werde mit dir den Weg durchs Leben gehen.
Lege deine Sorgen und Ängste in meine Hand.
Vertrau mir, und du wirst frei sein.

2 - „Du wirst deinen Vater und deine Mutter ehren."

Ich bin der Herr, dein Gott.
Ich habe dich geschaffen
und dich durch deine Eltern ins Dasein gerufen.

Du bist kein Kind des Zufalls, sondern der Liebe.
Du bist von mir gewollt und geschaffen,
du bist von deinen Eltern empfangen und geboren.
Liebe dein Leben als meine Gabe.
Achte deine Wurzeln,
aber wachse aus ihnen heraus.
Löse dich aus dem Haus deiner Eltern,
aber erwidere ihre Liebe.
Sei stolz und dankbar für alles, was dir die Eltern gaben
und trage ihnen die Fehler nicht nach,
die sie gemacht haben.
Schenke deiner Familie Zeit und Aufmerksamkeit,
Suche das Gespräch und sorge für eine Atmosphäre
der Wahrhaftigkeit und des Wohlwollens.

3 - „Du wirst nicht töten"

Ich bin der Herr, dein Gott.
Jeder Mensch hat eine Seele
Und mein Atem lebt in ihm.

Ich bin der Schöpfer und Vater aller Menschen.
Mögen sie dir Schwestern und Brüder sein,
und nicht Feinde oder Gegner.
Achte das Leben der Geborenen und Ungeborenen,
der Gesunden und der Kranken.
Schütze deine und der Anderen Gesundheit.

Setze dich ein für ihr Wohlergehen und ihre Freiheit.
Begegne jedem offen und ohne Vorurteil.
Und wehre allen Formen der Gewalt und des Krieges.
Suche und fördere Begegnung und Dialog
zwischen Menschen verschiedener Kulturen,
Nationen und Religionen.
Stelle das Prinzip der Liebe und Verständigung
an die Stelle der Vergeltung und Rache.
Das Leben und die Würde des Menschen
seien für dich unantastbar.

4 - „Siehst du, ich biete dir heute Leben und Glück, Tod und Unglück an. Also wähle das Leben". Dt, 30.15 Uhr

In deinem Herzen entsteht das Gute und das Böse.
Darum achte auf die Lauterkeit deiner Gedanken
und deiner Wünsche.

Achte nicht nur auf das, was du nach außen tust,
achte auch auf die Bewegungen deiner Seele.
Unterdrücke weder deine Gefühle
noch dein Begehren und auch nicht deine Aggressionen.
Frage sie nach ihrem Ursprung und ihrem Ziel.
Sei ehrlich zu dir selbst und gestehe dir ein,
dass in deinem Inneren auch Hass und Gier,
Süchte und andere Kräfte der Zerstörung leben.
Beschönige nichts,
aber vertraue mir, deinem Schöpfer und Erlöser,
auch diese dunklen Seiten deines Wesens an.
Was du anschaust und aussprichst und loslässt,
kann sich verwandeln.

Abwun

Atem der Welt

Vater und Mutter des Kosmos, Urgrund der Liebe,
bereite in uns den Raum des Herzens,
dass wir Dein Licht und Deinen Klang in Frieden erfahren.
Lass uns Deine Liebe in uns entdecken.

Vereinige unser „Ich kann" mit dem Deinen,
Als Königliche lass uns alle Kreatur begleiten.

Gib uns Tag für Tag,
was wir an Brot und Einsicht brauchen.

Löse die Fesseln unserer Fehler,
wie auch wir freigeben,
was uns an die Verwicklung und Schuld der Anderen bindet.

Befreie uns von dem, was uns von unseren wahren Zielen abhält,
Befreie uns von Irrtum und Bösem.

Aus Dir kommt das erstaunliche Feuer,
die lebendige Kraft zu handeln,
das Lied, das alles verändert
und sich von einer Zeit zur anderen erneuert.
Amen, so möge es sein.

(Das Gebet Jesu, aus dem Aramäischen „übersetzt")

Bibliographie

[1] Abrezol, Raymond, *Vital und gesund mit Sophrologie*. Editions Vivez soleil, Chêne Bourg CH, Hüthig,1996.

[2] Blatt, Robin J.R., Berg, D., *Würde, Recht und Anspruch des Ungeborenen,* Klausur und Arbeitstagung ISBN 3 86094 015 5,1992

[3] Chamberlain, David, *Woran Babys sich erinnern,* Kösel, 1990.

[4] D'Assier de Boisredon, Florence, *Deuils périnataux, Douleurs secrètes.* Desclée De Brouwer, 2017

[5] Deligné Anne, *L'emprise des âmes,* Editions Exerque, 2013

[6] De Jong, Theresia Maria, *Dialog mit den Ungeborenen,* Vianova, 2004

[7] Fallaci, Oriana, *Brief an ein ungeborenes Kind,* S. Fischer, 1975.

[8] Funk, Miriam, *Tabuthema Fehlgeburt,* Mabuse Verlag, 2007.

[9] Gaubert, Edmée, *De mémoire de foetus,* Ed. Le souffle d'or, 2001.

[10] Hellinger, Bert, *Ordnungen der Liebe,* Carl Auer Verlag 2000

[11] Hidalgo, N. Astelli, *La guérison des blessures reçues dans le sein maternel,* Ed. Saint Paul, 1988.

[12] Krüll, Marianne, *Die Geburt ist nicht der Anfang,* Klett-Cotta, 1997.

[13] Lebrun, Maguy, *Médecins du ciel, Médecins de la terre,* Robert Laffont, 1993

[14] Pacot, Simone, l'*évangélisation des profondeurs,* Le Cerf, 1997.

[15] Pacot, Simone, *Reviens à la vie,* Le Cerf, 2002

[16] Potschka-Lang, Konstanze, *Constellations familiales, Guérir le transgénérationnel,* Ed. Le souffle d'or, 2001

[17] Radet, Catherine, *Je n'ai pas dit au revoir à mon bébé,* Ed. Quasar, 2017.

[18] Relier, Jean-Pierre, *L'aimer avant qu'il naisse,* Robert Laffont, 1993.

[19] Schlegel, Helmut, P., *Zehn Regeln für ein gelungenes Leben,* Lahn-Verlag, 2003,

[20] Schniering, Susanne, I*ch trage dich in meinem Herzen,* Hanna Strack Verlag, 2001.

[21] Schweitzer, Christine, *Osteopathie intrapelvienne,* Robert Jauze, 2005

[22] Stössel, Pius, *Myriam, warum weinst du?* Stiftung « Ja zum Leben. Mütter in Not", 1996

[23] Testart, Jacques, *Faire des enfants demain,* Seuil, 2014

[24] Thurmann, Ilka-Maria, *Am Anfang waren wir zu zweit,* Mabuse-Verlag, 2010

[25] Weulersse, Geneviève, *Frauen-Entscheidungsprozess für einen therapeutischen Abbruch im Rahmen der Pränataldiagnostik am Beispiel der Trisomie 21.* Abschlussarbeit des Bachelor für Sozialarbeit, 2016 (bei Autorin anfragen)

Nachwort

Textausschnitt aus einem Leserbrief (F) nach der Lektüre von „Hymne à la vie“ („Du bist wichtig für mich“ auf Französisch).

„Es ist ein Jahr her, dass ich dein Buch erhalten habe, und ich habe es erst jetzt fertiggebracht, es zu lesen!

Ich brauchte diese Zeit… Es tut mir leid…

Ich habe es in der Hand gehabt, dann weggelegt. Auf Reisen habe ich es öfters mitgenommen, mit der Absicht es zu lesen und habe es doch nicht aufgekriegt. Es ist für mich ein sensibles Thema, da ich selbst, neben meinen drei anderen Schwangerschaften, einen Abbruch und eine Fehlgeburt erlebt habe. Ich hatte Angst, dass während der Lektüre dieser Geschichten, die mich doch sehr berührt haben, Schuldgefühle wieder hochkommen.

Dank deines Werks habe ich entschieden meinen beiden ungeborenen Babys einen Vornamen zu geben und ein Ritual zu machen, um ihre Zeit bei uns zu feiern, auch wenn ich noch keine Ahnung habe, wie ich es machen werde.

Danke für deinen schönen Stil, die Tiefe und die Feinfühligkeit deiner Worte.

Du wagst es uns einzuladen Themen anzuschauen, die wir heutzutage gern vermeiden: den Tod, die Trennung, die Trauer…Als große Herausforderung, ermutigst du die Betroffenen, den Alltag mit ihren kleinen Wesen, deren Tage gezählt sind, bewusst und intensiv wahrzunehmen. Wow!

Man versteht deine Einstellung zur Pränataldiagnostik und was sie außer Acht lässt: das Leben der Menschen, welche durch sie überrumpelt werden; Erbarmungslos lässt sie oft wenig Raum für die Überraschungen, die das Leben bringen mag.

Ich bin begeistert von der Vorstellung, dass wir mit Hilfe einer achtsamen Begleitung, die Raum für das Menschliche und das Sakrale des Lebens lässt, künftig aufgeklärte Entscheidungen treffen werden. Mit all der Zeit, die dafür benötigt wird.

Unendlichen Dank für dieses Werk, das unseren Geist für Entscheidungen öffnet, die bei den meisten Menschen auf Unverständnis treffen.

Das Buch klingt für mich wie eine Erlaubnis Trauer ernsthalft aber ohne Drama zu erleben, wie eine Etappe des Lebens voller Geheimnisse, egal wie lange dafür gebraucht wird und welchen Sinn man daran findet.

Ein Raum, in dem sich der Schleier zwischen Himmel und Erde lüftet, welcher in deinem Buch so gut getroffen wird.

Danke nochmal!"

~~~
~~~

Danksagung

Mein Dank gilt allen Menschen,
die mir bei der Erstellung dieses Buches beigestanden haben!
Insbesondere danke ich Maria Monninger, Maria Schmutz
und Silvia v. Verschuer für Korrekturen und
nicht zuletzt Hans, meinem Mann für die Arbeiten am Layout.